AHI
NSHO
朝日選書
905

「老年症候群」の診察室

超高齢社会を生きる

大蔵 暢

朝日新聞出版

「老年症候群」の診察室　超高齢社会を生きる　目次

図表作成／フジ企画
Ⅰ、Ⅱ、Ⅲの扉と229頁のイラスト／ヨシタケシンスケ

「老年症候群」の診察室
超高齢社会を生きる

大蔵 暢

はじめに

日本は高齢化率（65歳以上の人口が総人口に占める割合）が21％を超える超高齢社会に世界に先駆けて突入しました。国勢調査を見ると、戦後の１９５０（昭和25）年には５％程度であった高齢化率が、平成に入って10％を超え、２００５（平成17）年には20％を超えて全国民の５人に１人が高齢者となりました。日本人口の将来推計では、２０１３年中に４人に１人、２０２８年には３人に１人が高齢者になる事態が予測されています。医療界に目を移してみると、複数の持病を持つ高齢者は若年者と比較して医療機関にかかる機会がより多いために、病院や診療所は高齢の患者さんであふれかえっています。私が医師になってもうすぐ20年が経とうとしていますが、医師になりたての頃と比較しても現在の医療機関にかかる高齢患者さんの割合や年齢が明らかに上がっているのを実感しています。

私は地元の富山医科薬科大学（現富山大学）の医学部を１９９５年に卒業後、東京や京都で合計６年間、総合内科の研修を受けました。総合内科というのは、主に心臓を診る循環器科や胃や大腸などの消化管を専門とする消化器科などと違って、特定の臓器や病気にとらわれずに人全体を診る科で、ちょうどその頃脚光を浴びていました。医療界がそれまでの専門分化しすぎた医学への反省をし始めた頃で、医師として駆け出しの私は、その古くて新しい考えの魅力にとりつかれました。6年間の最後に勤めた聖路加国際病院では、当時から理事長であった日野原重明先生にいろいろサポートしていただいて、幸運にも米国へ留学する機会を得ることができました。

米国ではまず公衆衛生大学院に入学し、日本と大きく異なる米国の医療システムや医学教育（医師をどのように育成するか）、医療分野での研究の手法など、実際に患者さんの診療をする臨床医学以外のことを学ぶ機会を得ました。留学4年目から始めた人生2度目の内科初期研修では実際の米国の医学教育を身をもって経験することができました。10歳も年下の米国人と肩を並べて働いた日々は、辛かったですが、今となっては良い思い出です。そしてその後に行ったミシガン大学での老年医学の研修で、当時すでに12年目の医師となっていた私が、まさに目から鱗《うろこ》が落ちるような経験をしたのです。

ミシガン大学の老年医学センターでは、多くの問題を持って訪れる高齢患者さんを、まるで複雑に絡まった糸を解きほぐすように問題を分析し、解決していく老年医学の専門医と、認知症やパーキンソン病、老年期うつなど高齢者に多い疾患を専門的に診療し老年科医をサポートする老年精神科医や神経内科医などの専門医集団、医学以外の問題をサポートする老年看護師や薬剤師、リハビリ療法士、ソーシャルワーカーなどが非常に強固なチームワークで、高齢患者さんの全てのニーズに対応していました。そこでの研修は非常にハードでしたが、この上ない充実した時間でした。研修が終わる頃にはすっかり高齢者医療の魅力に惹かれ、医師としては非常に遅い進路（診療科）の決定を恥じながらも、30代後半で老年医学を志す決心をしました。

帰国後は東京都内の老人ホームで高齢入居者の健康管理を行いながら、日本における高齢者医療の現状をつぶさに観察してきました。そして残念ながら日本には、多くの健康問題を抱え右往左往している高齢患者さんと、彼らのニーズにうまく対応できない医療界、急速な人口の高齢化に戸惑っている社会組織があることに気付いたのです。この本は前半部分で高齢者の身体的特徴を虚弱化と老年症候群という概念を用いて説明し、後半部分ではそれらを踏まえて高齢患者さんや家族、医療者がどのように考え行動すればよいかを示唆しています。本書が、激動の時代を生き抜いてきた我々の大先輩方にとって、これからの世界でもトップクラスの長い老後をより長くより良く生きるための一冊になれば、筆者としてこれほど嬉しいことはありません。

I

虚弱高齢者とは

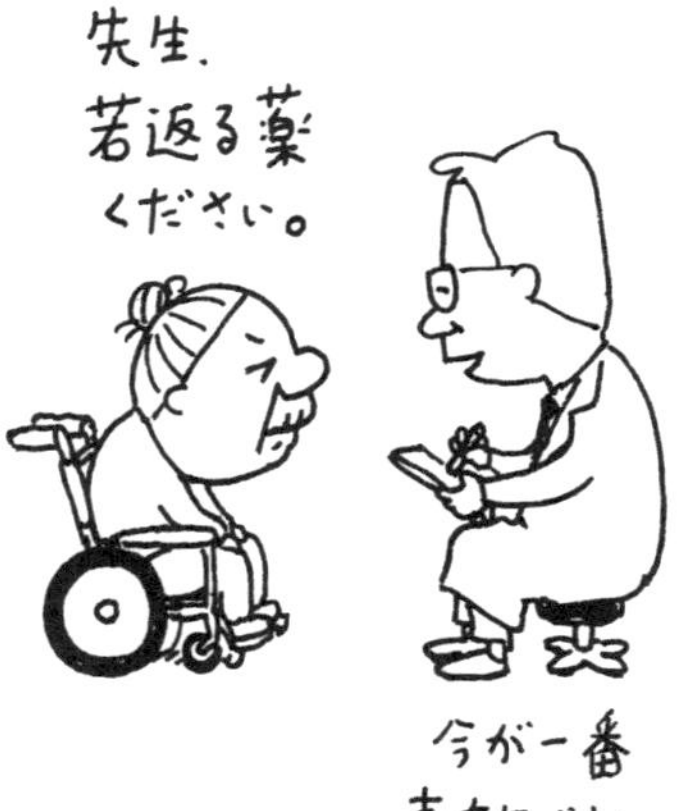

第一章　高齢者の虚弱性と多様性――最も身近なミステリー

6つの医療機関に通っていた鈴木さん

私は2009年に帰国後、日本の高齢者医療の現場に身を置くために住宅型の高齢者施設に隣接したクリニックに就職しました。その高齢者施設はクリニック以外にもレストランやフィットネスジム、娯楽施設などを併設しているような、富裕層を対象にしたいわゆる高級老人マンションでした。そこで、長年連れ添った夫と死別し、5年前からその施設に入居している82歳の鈴木さん（以下、本書に登場する患者さんの名前はすべて仮名です）という女性に出会いました。彼女は背骨の圧迫骨折（上下につぶれたような骨折）で腰や背中が前方に屈曲していて、両方の膝《ひざ》も関節炎のせいで外側に曲がり、強いO脚状に変形していました。また数年前に自宅で転倒した時に、左の股関節を骨折したため手術を受けたとのことでした。現在は右手で杖を使って歩いていますが、その歩行はかなり不安定で、やはり時々居住している施設内外で転倒していました。

また鈴木さんは持病として不整脈や高血圧、糖尿病、高コレステロール血症があり、もの忘れやめまい、夜間の頻尿などを日々訴えていました。不整脈と高血圧はお気に入りの私立の大学病院で循環器科の主任教授の外来に足繁く通っていました。施設への入居前からかかっていた内科の医院では糖尿病と高コレステロール血症を診てもらって、めまいは別の大学病院のめまい外来、もの忘れと夜間の頻尿は近くの公立病院の神経内科と泌尿器科といったように、病気や問題によって受診する医療機関がばらばらでした。また彼女は長いこと首痛や肩痛、腰痛に悩まされていて、過去に近くの整形外科医院をいくつか受診したものの一向に良くならないため、最近では更に足を伸ばして少し遠方の整形外科医を訪れていました。

このように鈴木さんはわかっているだけで5つの医療機関にかかり、それぞれから処方される薬（合計17種類）を服用していました。彼女の居住施設に隣接している私のクリニックも時々受診してくれましたが、長い時間をかけ話を聞くだけで、あまり検査もせず薬も出さない私の診察には不満そうでした。

「医学モデル」と「生活モデル」

今、鈴木さんのように多くの健康問題を持ち、医療への依存度が高い高齢患者さんが、町や医療機関にあふれています。世界経済がリーマンショックで落ち込んでいた２００８年末頃、米国留学中の私は日本での就職先を探していました。充実した米国での老年医学研修も終わりにさしかかっていた私は、超高齢社会を突き進む日本のしかるべき医療機関に就職して高齢者医療の更なる発展に貢献したいという情熱がみなぎっていました。日本のいくつかの病院に連絡をとり就職先を探していた時、ある有名病院の内科部長と電話でお話しする機会を得ました。

大蔵　「米国で老年医学や高齢者医療を勉強していたのですが、貴院でその需要ってありますか？」

内科部長　「うちも高齢の患者さんは多いけど内科でちゃんと診ているよ。それぞれの専門科のレベルは高いからね」

大蔵　「そうですか……」

人間は臓器の集まりでできており、どれかが不具合を起こせばその臓器の専門家が診て治せばよい。20世紀の医療はこの考えをもとに循環器科や消化器科などの診療科が分化して、それぞれの分野での診断・治療の技術が向上し「病気を病院で治療する」病院医療が発展しました。この医療は、当時の人口の大多数を占めていた、健康か病気かのどちらかの状態（二元状態）である若年者によくフィットしたモデルであり、実際日本人は平均寿命の延長など大きな恩恵を受けました。

さて21世紀の医療はどうでしょうか？　日本には、治ることのない加齢そのものによる体の変化や高血圧や糖尿病などの生活習慣病、転倒やめまいなどの高齢者特有の問題を抱え、健康でも病気でもない不安定な状態（虚弱状態）にある高齢者の大集団が形成されました。医療には、それまでの病気を治すという役目に加えて、高齢者が虚弱状態にありながらも、より長くより良く生きるようにサポートする新たな役割が加わりました。猪飼周平は著書『病院の世紀の理論』のなかで、これを「医学モデル」から「生活モデル」への転換と提唱しており、私もまさにその通りだと思います。私は先の内科部長との会話から、有名病院でさえもその転換が行われていないことを知って少しショックを受けました。

部品交換できない人体の老化

自動車は10万キロも走ると、当然のことながら様々な部品が劣化し、時に故障して、それが原因となってあるシステムに不具合が生じます。しかし、劣化し故障した部品を、新しい部品と取り替えることで、障害を受けたシステムは速やかに復旧させることができます。故障するごとに部品交換は繰り返され、「この故障を直すぐらいなら新しく車を買った方がましだ」と思う、経済的に割が合わなくなる時点まで続けられるでしょう。

さて人間はどうでしょうか？　いろいろな研究から、人体は20－30代をピークとして各臓器（部品）の機能低下（劣化）が始まることがわかっています。ちょっと単純化しすぎかもしれませんが、インシュリンを分泌する膵臓《すいぞう》が故障して出現する糖尿病や、コレステロール合成を行う肝臓に問題が生じる高コレステロール血症を考えてみましょう。人間の膵臓や肝臓などの臓器の新品は普通手に入りませんから、自動車のように簡単に部品を交換するわけにはいきません。確かに心臓弁置換や臓器移植などは人間でも可能な部品交換ですが、その手段である手術は他の臓器にも大きな負担をかけるため、すべての臓器機能が低下している高齢患者さんには行いにくい侵襲的な（身体全体への負担がとても大きい）医療行為です。

白内障に対するレンズ交換手術ぐらいであれば侵襲が小さいため高齢患者さんにも勧められますが、全身麻酔を必要とするような大きな手術では心臓や肺に重い負荷がかかり、心臓発作や肺炎を非常に起こしやすい状態になりますので、もともとの心肺機能が低下している高齢患者さんに行う時はかなり慎重になるでしょう。

前述の糖尿病に関しても膵臓の故障を助け血糖値を改善する薬はたくさんありますが、それらの薬には肝臓や胃腸、腎臓などの他の臓器に対する副作用があります。コレステロールを下げる薬にも肝障害や筋肉障害をきたす副作用があります。これ以外でも、鎮痛解熱剤による胃腸障害や腎機能障害、花粉症の薬や筋肉の凝りをほぐす薬による眠気やふらつきなどは有名な副作用です。

以上のように、ほとんどの医療行為にはその優れた効果があるものの、必ずと言っていいほど副作用や他臓器への悪影響があります。各臓器が健常で予備能力が豊富な若年者の場合はこれらの悪影響が表出することはありませんが、残存している予備能力が著しく低下している高齢患者さんがいろいろな症状に対して多くの薬を服用した場合、相互作用や副作用が出現しやすいのです。

多くの医療を受けている医療難民

複数の健康問題を持つ高齢患者さんは、一つひとつの不具合や故障をそれぞれに修理しようと、問題ごとに医療機関を訪れます。前述の鈴木さんは5つの医療機関にかかり17種類もの薬を服用していましたが、実は訴えていた症状のいくつかは薬の副作用によるものだったのかもしれません。また、おそらく鈴木さんを診た医師は、彼女が持つ多くの問題の優先度や重要度がわかりにくく、受診されればなんとか自分の担当の問題を解決してあげようと、検査や治療を施していたのではないでしょうか。鈴木さんのような高齢患者さんが闇雲に多くの医療機関を受診し、検査や治療をたくさん受けた結果、検査中の事故や薬の副作用などに悩まされるといった、医療からの恩恵よりも弊害を受けている事例は本当に多いのです。

多くの医療を受けている高齢患者さんのもう一つの問題は、かかっているどの医者も責任をもって「その人全体」を診ていないという不幸な事態になっている可能性が高いことです。受診している医療機関が多すぎて医療を適切に受けていないという、別の意味での「医療難民化」が進行しているのです。

鈴木さんと同じ高齢者施設に70代後半の江藤さんという女性が夫と住んでいました。江藤さんは糖尿病と高コレステロール血症で私立大学病院の有名教授の外来に通院していました。過度の食事療法や老年期うつの影響で彼女の体重はどんどん低下し、ある日、夫と散歩中に転倒して大腿骨頸部を骨折してしまいました。

生活習慣病をしっかり管理することの重要性を否定するつもりはありませんが、特に高齢者の場合そのことに躍起になるだけでなく、その病気を持った人がいかに安全に、そして快適に生活できるかを考えた全人的な見方が必要なのです。江藤さんの場合は糖尿病や高コレステロール血症のコントロールが多少甘くなっても栄養や心の健康を優先すべきだったと思います。

老い衰える西本さん

私の近所に住む78歳男性の西本さんと知り合ってかれこれ3年になります。私たち家族が米国から帰国し、縁もゆかりもない土地に住み始めた時に優しく接してくれたのが西本さんでした。西本さんは私の息子が入団した野球チームのコーチの一人で、少年野球に彼のような年配者が積極的に関わってくれていることを知って嬉しく思いました。西本さんはお付き合いしていくうちにいろいろなことを話してくれました。数年前に区の健康診断で高血圧と糖尿病を指摘され、近くの医師にもらっている降圧剤と血糖降下剤（計2剤）を毎日服用していること、最近無理をすると腰が痛いこと、排尿時の勢いがなくなったこと、中学生の孫娘が野球をやめて陸上競技に転向したこと、妻が酒の量に口うるさいことなど、そのほとんどが自身の体や家族の話題でした。西本さんは週末の全体練習では子どもたちに鬼のようなノックを浴びせ、平日の夕方には自宅のガレージでバッティングの指導をする通称「西本レッスン」を開催するなど、野球を通して地域の子どもたちの育成にかなり熱を入れているようでした。

息子が野球チームを卒業してからというもの、西本さんにはしばらくご無沙汰していました。2年ぶりに近くの公園でばったり再会した時は、そのすっかり変わった風貌に驚きました。そこには背中や腰が曲がって身長は低くなり、全体的に小太りになった弱々しいおじいさんが右手に持った杖に寄りかかって立っていました。以前の野球のコーチをやっていた西本さんからは想像もできないほどすっかり老けていました。ベンチに座って少し話を聞くと、最近前立腺の手術を受けたり転んで腰の骨を折ったりして、野球はもう応援ぐらいしかできなくなったとのことでした。また長年連れ添ってきた妻が突然重い脳卒中（脳血管障害）にかかり、10日間ほどの集中治療室での闘病後、帰らぬ人となったことも寂しそうに話してくれました。現在も近くに住んでいる息子さん夫婦の世話になりながら自宅に一人で暮らしているとのことでした。終始うつむき加減で、小さな声でゆっくり、表情をほとんど変えないで話すおじいさんからは、笑顔が多くはつらつとしていた以前の西本さんらしさは微塵も感じられませんでした。非常に重い気持ちで変わり果てた西本さんと別れました。

最近、近所の集まりで西本さんのお嫁さんと話す機会がありました。数カ月前、お嫁さんが夕食を運んでいった時に、西本さんが自宅で倒れているのを発見し救急車を依頼したそうです。搬送先の病院で脳卒中を診断され、1カ月近く入院し治療とリハビリを受けましたが、後遺症として左側の半身麻痺が残りました。自宅へと退院してきた時はほぼ寝たきり状態で、口数も少なく、食事量も少なかったようです。現在は介護保険で要介護3の認定を受けて、入浴やヘルパーなどの介護サービスを利用してはいますが、それでも息子さん夫婦から相当量の介護を受けています。主たる介護者であるお嫁さんはそれまでの飲食店でのパート勤務を辞めざるを得ず、家計のことを非常に心配していました。近いうちにお見舞いに行くことを約束しお嫁さんと別れました。

高齢者の虚弱化

西本さん（78歳男性）との出会いやその後のお付き合いを通して「老い」とは何かについて深く考えさせられました。高齢者の体には加齢に伴い様々な変化が起きています。血管が硬く脆《もろ》くなる動脈硬化、よだれ（唾液）や涙などの分泌物の減少、骨密度の低下などはほんの一例にすぎません。こういった変化が全身に起きてきて、それらが積み重なって、あるシステムに障害をきたすと糖尿病や高血圧、心臓病などの病気や、めまいやもの忘れ、転倒などの高齢者に特有の健康問題が出現してきます。

これらの一つひとつの問題に対して、通常、服薬での治療を試みますが、薬には糖尿病や高血圧などの原因となっている臓器や器官へのサポート作用（効果）と他の臓器への負荷作用（副作用）が混在していますので、ある病気を治療しようとする試みが時に裏目に出て、副作用がより強く出ることが高齢患者さんの場合は多いのです。

病気が一つや二つしかなく、薬の種類も少なければ、薬もシンプルに作用し、医師の側も何が起こっているかを理解できますが、病気も薬も増えてくると病気自体が悪くなったのか、薬同士が互いに干渉し合って相互作用が出ているのか、副作用なのか、私のような高齢者専門の医師でも何がなんだかわけがわからなくなります。

もう一つ人体にとって大切なことがあります。それは心の問題です。精神的ストレスが身体に悪影響を及ぼすのは周知の事実ですが、高齢者の場合は特にストレスが多く、身体はそれらに対して脆弱《ぜいじゃく》です。高齢者の精神的ストレスというとどんなものがあるか、想像がつくでしょうか。一言で言えば「老いる」ことのストレスと言うことができます。私も40歳を過ぎて髪に白いものが目立ち始め、日常生活の疲れもとれにくくなってきて、多かれ少なかれ「老い」を実感し時々悲しい気分になりますが、高齢患者さんたちが感じている「老い」はそんな程度ではないのです。肌が乾燥したり白髪が増えたりといった外見上のことだけではなく、目や耳が見えにくく聞こえにくくなり体が思うように動かなくなることで、自分で入浴や排泄など身の回りのことができなくなることはとても悲しいでしょう。

時々高齢患者さんから「先生のような若者には私たち年寄りの気持ちなんかわからないわよ」と言われると、返す言葉もなく少なからず気持ちが落ち込みます。いつも患者さんの気持ちを受け止めたいと願っていますから。

「老い」の実感の延長線上には迫りくる死への恐怖や不安があり、そして家族や友達との別れの連続から、心理的・社会的な孤立へ到達することもあります。そうでなくとも後期高齢者医療制度の例でも見られるように、高齢者が社会から差別されていると感じることも多いのでしょう。あってはならないことですが、実際に家族や介護者から虐待を受けることもあります。さらに、定年退職して収入が減る一方で医療費や介護費などの支出が増えるため、家計の問題に悩んでいる高齢者もたくさんいるという現実もあります。

私は西本さんには時々しかお会いしませんでしたが、実際には彼の老いは日々進行していて、それに加えて前立腺手術や妻との死別、脳卒中などの大きな「身体的・精神的ストレス」に遭遇することで急速に弱ってしまったのでしょう。健康で元気だった西本さんがこのように老いていくことを老年医学では、弱々しくなるという意味で「虚弱化」と呼び、再会後の西本さんのような弱々しい高齢者を「虚弱高齢者」と呼んでいます。本書でもこの先「虚弱」という言葉がたくさん出てきますので、この概念を感覚的にでも理解しておいてください。

虚弱化の仕組みとプロセス

米国で学んだ知識と老人ホームでの高齢患者さんの日々の健康管理を通して私が考えた虚弱化の仕組みを示します（**図表1**）。繰り返しになりますが、高齢者の虚弱化は日々目に見えないところで進行しています。通常の病気ではない老いに加えて、複数の病気やそれらに対して多くの薬を服用したり心理的・社会的なストレスが加わることによってもの忘れやうつ症状がひどくなったり転倒したりする高齢者特有の健康問題が出現してきます。そしてこれらが高齢者の心身全体の虚弱化の大きな要因となります。

なぜ虚弱化が悪いのかというと、弱々しくなることで新たな病気にかかりやすくなったり、もっと転びやすくなったり、身の回りのことができなくなったり、死亡したりといった健康上の悪いイベントをますます引き起こしやすくなるからです。図に示すように高齢者の虚弱化のしくみは非常に複雑なので、例えば病気の予防や治療などの一つの要因だけに対応しても全体の虚弱化の進行を止めることは難しいのです。

次にこれも私が考案したのですが、高齢者の虚弱化がどのように進行するかの虚弱化プロセスを示します（**図表2**）。便宜的に健康期と虚弱期、高度虚弱期、終末期の4つのステージにわけていますが、実際はそれらの境界期にいることも多くあります。

ゆっくりとした虚弱化の原因となっている日々の慢性ストレスと、大きな虚弱の進行をもたらす急性ストレス（大きな事故や転倒、精神的ショック、急病など）を組み合わせた複雑なプロセスで全体の虚弱化が進行すると考えています。よって一旦右方向へ著明に進行した虚弱を左方向へ回復させることは極めて困難であり、その意味において高齢者の虚弱化はゆっくりと進行する死へのプロセスと言えます。

海外からの報告でも85歳以上の高齢者では一度喪失した日常生活機能を回復するのはほぼ不

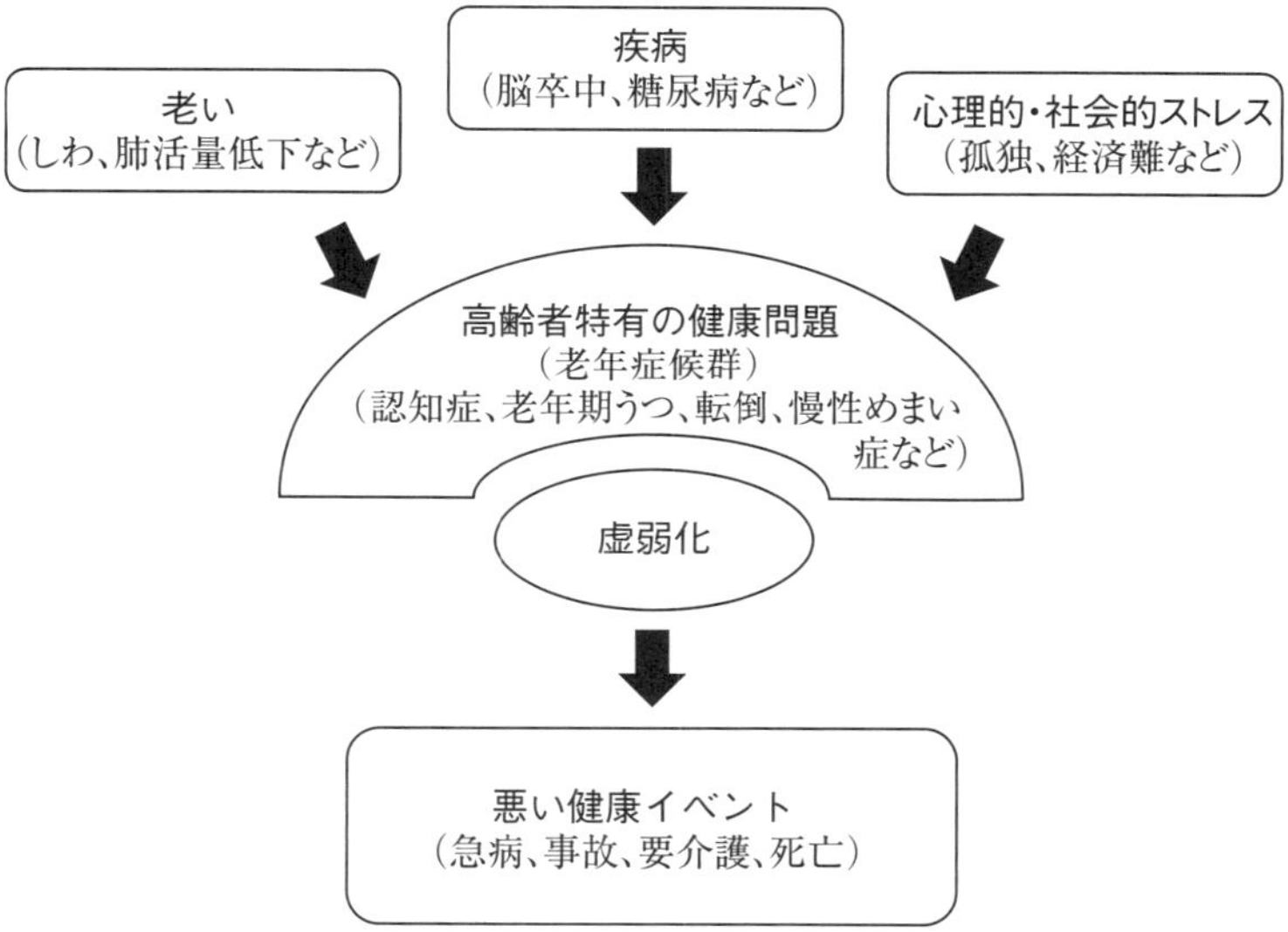

図表１　虚弱化の仕組み

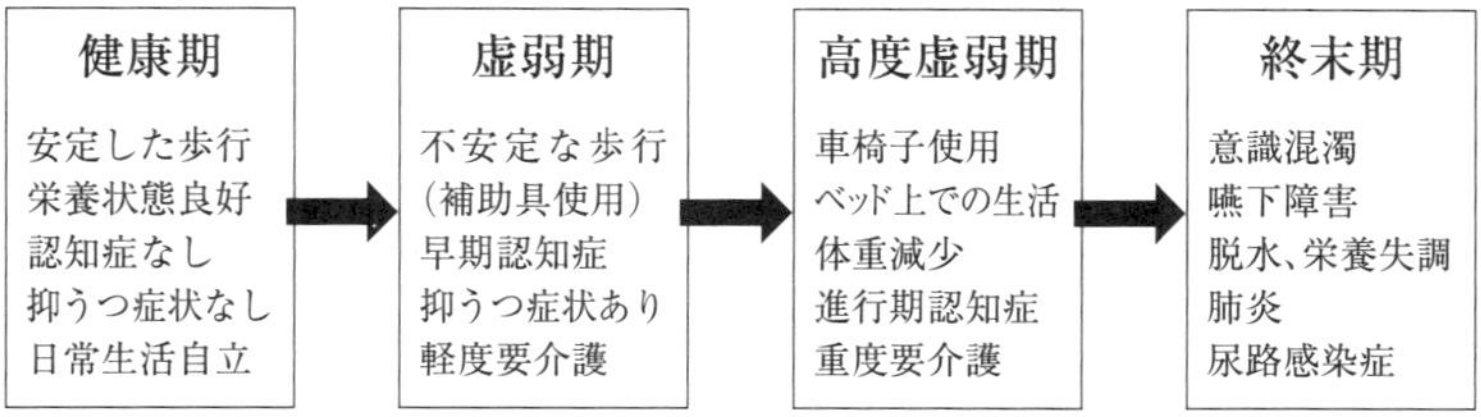

図表２　虚弱化プロセス

可能であるというものがあります（*J Am Geriatr Soc.* 2008［PMID:19093915］, *J Gen Intern Med.* 1997［PMID:9436895］）。老年科医の私にとって高齢者の「虚弱化」は最も興味のあるテーマです。日常診療では、虚弱化プロセスをいかに右方向にこれ以上進まないように食い止めるか、左方向に押し返して虚弱を改善できないか、を常に考えていますが、虚弱化は多くの要因が加わりゆっくりと進行するので、実際にはやはり困難なことが多いのです。

私が訪問診療を行っている老人ホームでも虚弱化が進み筋肉が細くなってしまった80－90代の親に、もっとどんどんリハビリをしてまた歩けるようにしてほしい、と息子さんや娘さんから要望を受けることが多いのですが、そのような時には図を描いて虚弱化プロセスを説明し、お父さんやお母さんが今どのステージにいるかを示します。そして、残りの時間が限られた虚弱な高齢患者さんに、「また歩けるようになるよう頑張りましょう！」と耳に心地よい言葉をかけて、効果に乏しく副作用のある薬や苦痛を伴うリハビリ、健康的かもしれませんが快適度の低い生活を強要することの意味を一緒に考えます。その際、二足歩行に執着した結果、転倒や事故からの後遺症のため残りの時間がさらに短く、そして苦痛に満ちたものとなってしまった私たちの少なくない経験をお話しししています。

私の患者さんである88歳の女性は、もともと心臓が悪く股関節も手術したため、シルバーカー（高齢者用の手押し車）を使いながら何とか老人ホーム内を歩いていました。それでも時々転倒し打撲や腰痛が絶えませんでした。私はある時、息子さんに次のように話しました。

「今後いかにリハビリをたくさんやっても安定した歩行に戻る可能性は低いでしょうし、今までのように転倒を繰り返すと思います。第一、今のお母様にはそんなにリハビリをする体力や気力がありませんし、リハビリ自体が苦痛となっています。今後残りの人生が10年や20年もあるわけではないので、歩けるようになったら……ではなく車椅子を上手に使いながら今望むところへ行き、したいことを積極的にさせてあげるというのはいかがでしょうか」

現在、彼女は息子さんに買ってもらった車椅子で、自ら操縦して美術館や孫の家など行きたいところへ自由に、そして安全に移動しています。

進行期認知症の小島さん

進行期認知症患者さんである82歳女性の小島さんを紹介します。彼女は70代の前半からもの忘れ症状が出現し、78歳頃には自身の身の回りのことができなくなったため、私が訪問診療する介護付き老人ホームに入居しました。現在でも覚醒と睡眠のリズムはあり、介助により飲食もしていますが、発語がなく周囲の人と全くコミュニケーションをとることができません。四肢の拘縮《こうしゅく》（長期間の臥床により関節が固まって動かなくなってしまうこと）が強く、自分で寝返りもうてないため、介護保険では最も介護を要する要介護5を認定されています。

小島さんには88歳の元大学教授の夫がいらっしゃって、毎日ホームにお見舞いに通ってこられます。お見舞いといっても特に何をするわけでもないのですが、朝8時頃来られて、一日小島さんのベッドサイドにいて夕方5時に帰っていかれます。聞くところによると家はホームのすぐ近くで、歩いて来られる距離だそうです。夫にはこちらから時々「何かありますか？」と問いかけますが、「特に何もありません、いつもありがとうございます」と同じ答えが返ってくるだけです。2週間に1回の訪問診療で小島さんのお部屋を訪れた時、夫は必ず私用の椅子を用意して待っていてくれます。いつもは部屋の外（ホームの廊下）で行う患者さんの血圧や脈拍、食事量、排泄などの状態や服用薬の確認を、小島さんの時は部屋の中に入って夫と一緒に行うと、満足そうな表情をされます。夫とは今まで何回も小島さんの身に何があっても救急蘇生処置や延命治療を行わないことを口頭で確認していますが、なぜか血液検査だけは3カ月ごとに依頼されます。ある時理由を聞くと「私がしてあげられることはこれだけだから……」という答えが返ってきました。

加齢による健康状態の多様化

これまでに私の知り合いや患者さんの何人かをご紹介しました。そのなかでも特に、住宅型の高齢者施設に居住し医療依存度が高く多くの薬を服用している鈴木さん（82歳女性）と、息子の野球コーチだった西本さん（78歳男性）、夫との付き合いが深い進行期認知症患者の小島さん（82歳女性）の3人を比較してみましょう。3人は80歳前後とほぼ同じ年齢にもかかわらず、身体の状態（健康度とか虚弱度とか呼んでいます）が全く違いました。超高齢社会の日本

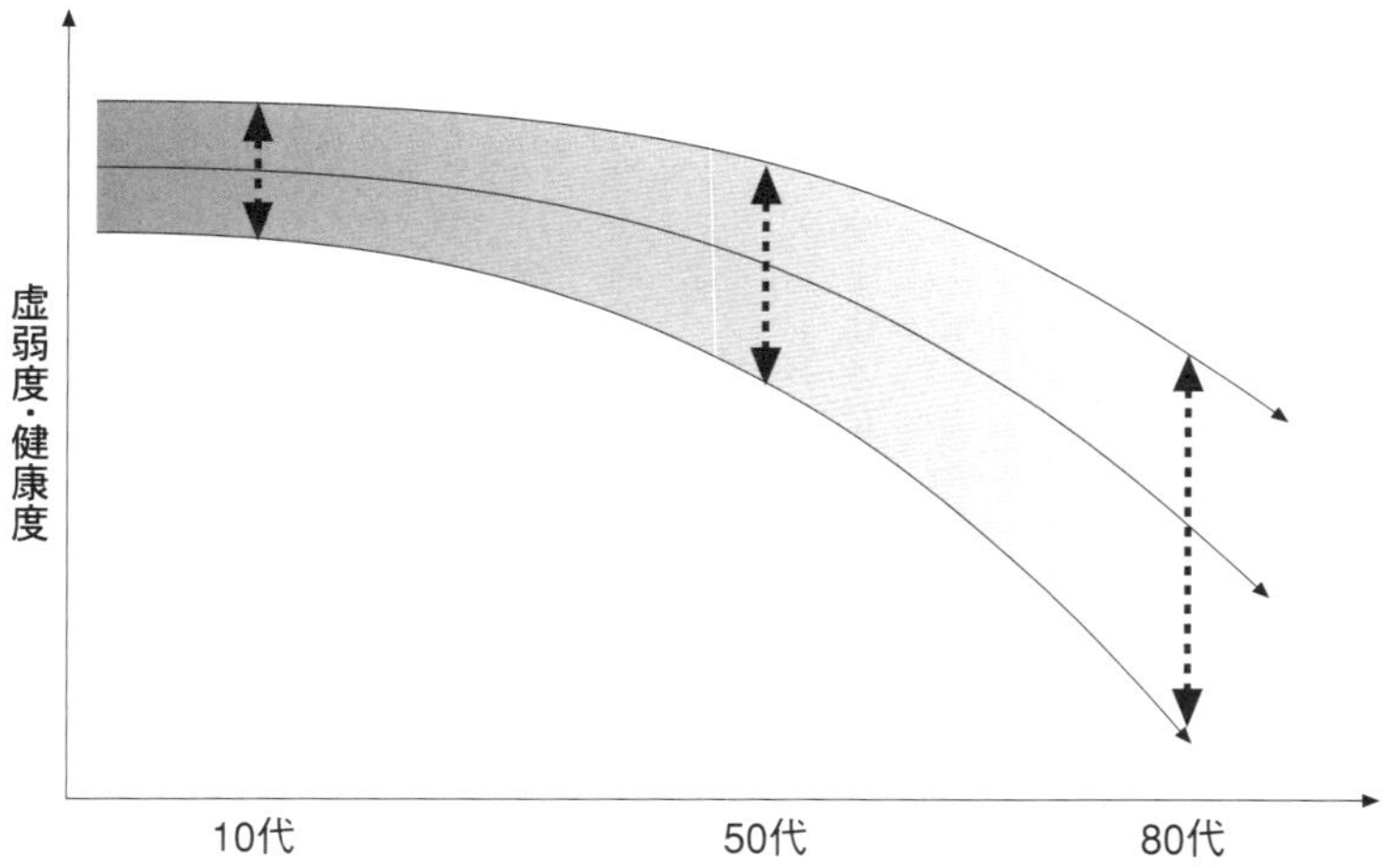

図表３　加齢による虚弱度・健康度の個人差

では、ちょっと周りを見渡せば、３人のように同じ年頃なのに心身の状態が全く異なる高齢者をたくさん見つけることができます。

一方、若年者はどうでしょうか。例えば渋谷の制服を着た女子高生の集団は皆一様に元気で、糖尿病や高血圧、慢性腰痛などを患っている高校生はあまりいません。10代の若者では鈴木さんや西本さん、小島さんのように健康状態に個人差が大きく出ることはなく、こういった視点で見ると若年者は身体の状態に関して非常に均一な集団であると言えます。

次にサラリーマンの聖地、新橋に目を向けてみましょう。ガード下の居酒屋には40代後半から50代と思《おぼ》しきサラリーマンが仕事を終えた後の至福の一杯を楽しんでいます。なかには実年齢より10歳も若く見えそうな健康的で好青年風の50代（週2回のジム通いと週末のテニスを欠かさない、当然持病はなし、会社の健康診断でも全てA判定）の方がいるかと思えば、典型的なメタボ体型で、聞けば高血圧と糖尿病、高コレステロール血症の治療を受けている40代後半の方もいます。渋谷の女子高生と比較すると、少しずつ集団における健康状態の均一性が失われ、個人差が出現してきています。

そして80歳前後から、鈴木さんと元気だった時の西本さん、小島さんの健康状態の個人差は歴然としてきます。全ての人間が程度や時期の差こそあれ加齢に伴う生理的老化の影響を受ける一方で、健康の個人差は年々開いていく（**図表3**）。この「加齢による健康状態の多様化」は私が老年医学研修の初日に習った非常に重要な概念です。

加齢による興味や価値観、嗜好の多様化

最近、健康状態だけではなく人の興味や価値観、嗜好も加齢とともに多様になってくることに気付きました。渋谷のカフェでは女子高生数人が何やら音楽の話や新しいショップの話で盛り上がっています。耳をそばだてて聞いてみると、話題の中心はJ－POPやK－POPなどの新しい音楽やミスド（ミスタードーナツ）の新しい商品、エクステの安いお店のことなどです。おそらく他の女子高生のグループも同じようなことを話しているのではないでしょうか。流行に敏感な彼女たちの興味や嗜好は時間とともにめまぐるしく変化しますが、その時々の彼女たちの話題は比較的似通っていると思います。

新橋のサラリーマンの話題はもっと多様でしょう。野球やサッカーの話にとどまらず、中にはドラッカーやAKB48、SNS（ソーシャル・ネットワーキング・サービス）にいたるまで話題の幅は広がってきます。この世代になってくると同じような話題が好きな人が集まる傾向は強くなってくるでしょうし、共通の話題以外に皆それぞれの興味や嗜好を持っている人が多いように思います。

高齢者の興味や価値観、嗜好、趣味はあまりに多彩です。私が訪問診療を行っている100人強の入居者がいる老人ホームでもクラシックやオペラ、日本舞踊、長唄、三味線、手芸、スポーツ、執筆、鳥類研究、麻雀、ビリヤード、投資、旅行、お酒、タバコなどと興味や趣味は多彩すぎて書ききれません。ホーム内で同じ趣味を持つ高齢者が集まってグループ活動でもできれば楽しいのでしょうが、あまりに多彩すぎてグループに必要な人数がなかなか集まらないのが現状です。ほとんどの人が仕事などの社会的集団の束縛を解かれ、時間的に余裕がある状況にいるため、純粋に同じ興味や価値観、趣味を持つ人とグループ活動ができる境遇にあるはずなのですが、出会う機会や連絡・移動手段の不足や他の様々な理由が障害となっているのでしょう。今後SNSがもっと高齢者のコミュニティにも普及すれば状況が変わるかもしれません。

どこの老人ホームでも、最も多い不満は食事だそうですが、これは当然のことだと思います。高齢者は生まれた土地や、育った環境、その後の長い時間の中でいろいろな食事を作り、食べていく過程で自分の好きな調理法や味が知らず知らずに身についていて、それらは非常に多様です。老人ホームの画一化された食事に皆が満足することはありえないですし、小学校の給食とは全く次元が違うことを認識すべきでしょう。老人ホームがどこまで高齢者の多様な舌や治療食などの食事ニーズに対応すべきかは難しい問題です。多民族国家である米国では、ちょっと気の利いた老人ホームの食事はいろいろな国の料理が用意されているビュッフェ形式が多かったように記憶しています。

こういった高齢者の多様性は私の日常診療にも大きく影響してきます。一人ひとりの医療への思い、医療者への態度、検査や薬への考え方などはやはり多彩で、これらを加味した診療を行うことで高齢患者さんの好みやニーズに対応した懐の深い診療ができると思います。医師自身の考えや好みと合わないからといってイライラしてはいけません。こうやって考えてみると、身体面や精神面、社会面において非常に多様な高齢者集団がどんどん膨らんでいく今後の日本では、医療や介護に従事する人はとても大変である反面、興味深くやりがいのある仕事ができると思います。

第二章　包括的高齢者評価——老年科医の十八番

日常生活動作

私の患者さんの一人である弁護士の小林先生は96歳の男性です。小さい頃に近所の和尚さんから習ったという囲碁は6段の腕前で、数年前に老人ホームに入所した時には毎日のように近所の碁会所に通っていました。友人曰く、小林先生は強くて誰もかなわなかったそうです。そんな小林先生でしたが数カ月前から碁会所に行かなくなり、自分の部屋に閉じこもって、新聞や雑誌の囲碁欄や参考書を見たりして自習だか研究だかを終日行うようになりました。

ホームの職員や家族が不審に思い、小林先生が通っていた碁会所へ出かけ事情を聞きました。碁会所のオーナーは、無敵だった小林先生が昨年あたりからたまに負けるようになり、そのうちにほとんど勝てなくなって最近碁会所にめっきり来なくなったと教えてくれました。確かにちょっと前までいつも天真爛漫な少年のように朗らかだった小林先生が、ここ最近は暗い表情をしていることが多かったのです。

簡易的な知能検査（認知症の検査）であるミニメンタルステート検査（ＭＭＳＥ。詳細は後述）を小林先生にやってみたところ、以前は30点中28点だったのが24点まで低下していました。その後、小林先生の脳の機能が時間とともに明らかに低下していくのが傍目《はため》にもわかりました。以前は行っていた近所での買い物をしなくなりました。薬も以前はご自身で管理し服用していましたが、定期診察の時に薬が足りなくなったり余っていたりすることが増え、看護師による管理とすることにしました。２人の娘さんたちによると、このところ小林先生からの電話の回数が減ったとのことでした。さらにその後、ミニメンタルステート検査の結果は18点まで低下しました。認知症は囲碁という小林先生の特技を奪い、その他の日常生活における自立動作にも障害を及ぼしていったのです。

人が社会において自立して生きていくためには、自分の身の回りのことをはじめ、家で、または社会で与えられた役割を果たす必要があり、その活動のことを「日常生活動作（Activity of Daily Living：ＡＤＬ）」といいます。高齢となって身体が思うように動かなくなったり認知症になったりすると、それまでできていた動作や役割が実行できなくなります。日常生活におけるそのような社会、家庭、個人での動作や役割のうち、何がまだできていて何ができなくなったのかを調べることを「日常生活の機能評価」と言い、これによって高齢患者さんの生活のどこにサポートのニーズがあるかを知ることができます。

３種類の日常生活動作

まず「高度日常生活動作（Advanced ADL：ＡＡＤＬ）」という聞き慣れない言葉について説明します。これは小林先生の囲碁であったり弁護士活動であったりという「その人らしさ」を定義する活動や動作のことを言います。（Halter JB, Ouslander JG, Tinetti ME, et al. *Hazzard's Geriatric Medicine and Gerontology.* 6th edition. McGraw-Hill, 2009.）フランス刺繡《ししゅう》やゴルフ、会計技術、鳥の観察、カメラ、人にものを教えることなど多くのものは趣味や職業に関連したもので、身体や脳の機能低下によってこれらの動作や活動が以前のようにうまくできなくなります。小林先生が碁会所に行かなくなって認知症が見つかったように、その人の高度日常生活動作の変化を察知することで、高齢者の内部に何らかの変化が起こっているのではないかと疑うきっかけになります。

ゴルフの名手が思うようにプレイできなくなったと思ったら小さい脳梗塞を起こしていたことや、以前はなかった計算間違いをよくするようになった会計士がうつ病になっていたといったことがありました。

この「その人らしさ」を定義する高度日常生活動作は一人ひとり違うので、その人固有の変化が非常に重要であり、他人と比較してもあまり意味はありません。そして、その活動や動作の低下や喪失は多くの場合、その方の社会や家族での役割や個人の趣味といった生き甲斐や楽しみを失うことと直結するので、非常に精神的ダメージが大きいのです。

買い物や食事の準備、電話の使用、自動車運転や公共交通機関の利用、洗濯・掃除、薬の服用、金銭管理などの独立した生活に不可欠な動作を「手段的日常生活動作（Instrumental ADL：ＩＡＤＬ）」と呼んでいます（*Gerontologist.*1969［PMID:5349366］）。身体や脳機能の低下でこれらの自立生活に必要な機能が障害されると、これ以上独居での生活を送るのが困難となりますので、食事を用意してくれたり、掃除や洗濯を手伝ってくれたりといった、これらの活動をサポートしてくれる人が同居しているか近くに住んでいる必要があります。ある北海道の町では「雪かき」をこの手段的日常生活動作に加えて評価を行っているそうで、雪深い地域では雪かきも独立した生活に必要な動作であり、なるほどと思いました。その地域固有の手段的日常生活動作の評価法があってもいいのかもしれません。

多くの高齢者を見ていますと、身体の老化や認知症などが原因でこれらの動作が徐々にできなくなっていきますが、電話の使用は比較的最後まで自分でできることが多いようです。ただ電話が使用できなくなると、独居高齢者の連絡手段がなくなり何かの際のＳＯＳが発信できなくなりますので、注意が必要です。

単にＡＤＬと言えば「基本日常生活動作（Basic ADL：ＢＡＤＬ）」のことで、１９７０年に老年科医であるカッツ医師によって提唱された食事や着替え、移動、排泄、入浴などの身の回りの動作を指します（*Gerontologist.* 1970［PMID:5420677］）。これらの身の回りの動作ができなくなるということは、日常生活に介護を必要とすることを意味し、自宅で介護を受けるのか、療養型医療施設や介護付き高齢者施設へ転居するのかなどの決断を求められます。

生活実態調査などの結果を見ると、高齢者が様々な理由で最も早く一人で行うことが困難になる基本日常動作は入浴であり、虚弱が進んでも最後まで残存する機能が一人で食事をする機能だそうです。実際に、自立して入浴できなくなる（まず自分で背中や頭が洗えなくなる）と、要介護を認定され、入浴介護サービスが開始されることが多いようです。老人ホームでは他の基本日常生活動作ができなくなっても、車椅子などに座ってまだ自分で食事している高齢者の姿をよく見かけるので、食事をすることが最後まで残存する機能であることを確認できます。

日常生活動作の評価の重要性

高齢者がこれらの日常生活動作を自分で安全に行うことができるか、を評価することの重要性は強調してもしきれません。高齢者に起こる心身の様々な変化が複雑に相互作用して、結果的に日常生活動作の変化になって現れるからです（**図表4**）。ある高齢患者さんがそれまで一人で行えていた服用薬の管理ができなくなった場合には、認知症が進行して飲み忘れが増えたのか、目が悪くなって薬が見えなくなったのか、手指がスムーズに動かなくなってうまく袋を開けられなくなったのか、家計が苦しくて薬代を節約するようになったのか、飲み込みにくくなったのか、一緒に飲む水を準備できなくなったのか、のような様々な理由が考えられます。

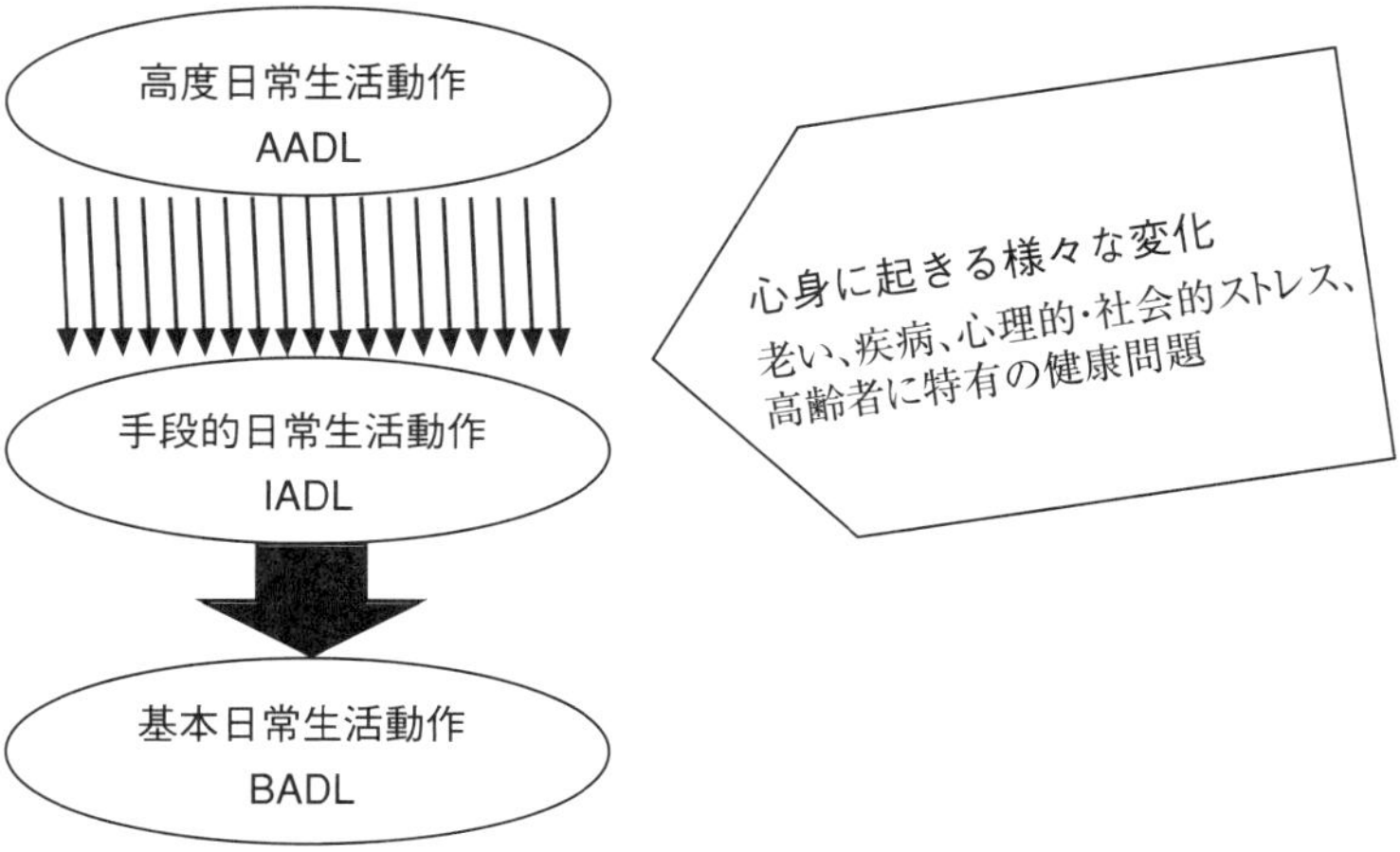

図表４　心身の様々な変化が日常生活動作に影響する

また理由は一つではないのかもしれません。

何ができて、何ができないのか、何ができなくなったのか、何ができるようになったのか、を常に観察し評価しておくことで、身体や脳、感情や気分の変化といった内部変化を早期に発見し治療を開始したり、またそれができなくても適切なタイミングでサポートを提供したりすることができるからです。そして最も重要なことはこれらの作業を医師だけで行うのではなく、看護師や介護士、ケアマネージャー、リハビリテーション療法士（理学療法士、作業療法士、言語聴覚士）、そして家族の皆さんとのチームワークで行うことです。それによって評価と介入を効率的にかつ効果的に行うことができるからです。

なぜ包括的評価が必要なのか

86歳の虚弱高齢男性である立野さんが、北陸地方から長男家族の住まいに近い東京の老人ホームに転居してきました。入居に付き添ってきた60代の長男さんの表情は硬く、一方で立野さんの顔には生気がありませんでした。足腰が非常に弱々しく、歩行器を使用しても歩行は不安定でゆっくりでした。

前章では、高齢者の心身は日々持続的に受ける慢性的なストレスと、不定期ですが大きなダメージを被《こうむ》る急性ストレスに曝《さら》されることによって虚弱化が進行することを説明しました。それらのストレス、特に慢性的なものは多種多様であり、生活習慣病などの医学的なものだけでなく、人間関係や経済難などの心理的・社会的な要素も多く含まれています。虚弱化は様々な因子が複雑に絡み合って長時間かけて進行するため、その回復や改善は困難を極め、不可能か、可能であっても高齢患者さんに多大な努力や負担を強いることが多いのです。

老年医学には「包括的高齢者評価」という、難しい言葉ですが、最も重要な概念があります。これはどんな病気にかかっているかやどんな薬を服用しているかといった医学的な側面だけでなく、脳の機能はどうか（認知症があるか）、感情や気分はどうか（抑うつ症状があるか）、転倒する危険はどれくらいかなどの高齢者特有の健康問題、日常生活動作（ＡＤＬ）の自立度、居住状況、家族や家計の状況など、より長くより良く生きるために必要な心身や生活の情報を包括的に集めて総合的に評価することです。(Halter JB, Ouslander JG, Tinetti ME, et al.

Hazzard's Geriatric Medicine and Gerontology. 6th edition. McGraw-Hill, 2009.）循環器科医と言えば心臓エコー検査や心臓カテーテル検査、消化器科医と言えば腹部超音波検査や内視鏡検査、老年科医と言えば包括的高齢者評価、といったように、老年医学の特徴的・専門的な診察検査法なのです。

なぜ老年科医は医学以外の情報も含めて包括的に評価しなくてはいけないのでしょうか。それは今まで説明してきた高齢者の心身の特徴にたくさんのヒントが隠されています。高齢者の場合、友達との関係がギクシャクしたせいで持病の膝《ひざ》の関節痛がより痛くなったり、家計の問題で薬を服用せず高血圧のコントロールが不良になったりといったように、医学的な問題に見えても実は社会的な問題が関わっていたということがよくあります。また医学的な問題で日常生活動作の自立度が低下し、居住環境が合わなくなったり、生活の質（Quality of Life：QOL）が著しく低下したりと、医療と生活の密接度が若年者とは比べものにならないぐらい高いのです。多くの生理的な老化や病気、高齢者に特有の健康問題、日常生活動作の障害を抱えながらもより良く生活していく高齢患者さんをサポートしていく老年科医は、常にその人と生活全体を見る包括的な視点を持って診療する必要があるのです。

老人ホームにおける包括的高齢者評価

私が所属する東京ミッドタウンクリニック・シニア医療部は、介護付き有料老人ホームへの訪問診療を行っており、ホームの入居者を対象に包括的高齢者評価を行っています。介護付きの老人ホームですので、何らかの原因で入浴や排泄など日常生活動作を行うことが困難になり、介護保険で要介護の認定を受けた虚弱高齢者が介護士のサポートを受けながら生活しています。他にも我々とともに健康管理を行う看護師が24時間常駐し、ケアマネージャーや生活相談員、リハビリ療法士などが常勤している、非常に充実した高齢者施設です。

高齢者は自宅や一時療養先の病院、または他の老人ホームから転居してきます。私たち医療機関はその老人ホームを定期的に訪問し、通院困難な高齢患者さんを診察します。医療機関は高齢患者さんと個別に訪問診療プログラムの契約を結んでいます。これは医師が計画に沿って1カ月に2回、患者さんを定期的に訪問して診察し、それ以外の急病に24時間対応するといった内容です。国によって定められた制度で、医療機関は国に「在宅時医学総合管理料」というかたちで診療報酬を請求します。患者さんも少額の自己負担があります。

パーソナルヒストリーの聞きとり

私たちは新しい高齢者が老人ホームに入居されてから1カ月を「訪問診療導入期」と呼び、その方をよく知るための情報収集を行います。まず看護師が患者さんを訪問し、パーソナルヒストリーといってその方の生い立ちや学歴、職歴などの生活歴や家族構成などの社会背景を聴取します。その中で必ず太平洋戦争（大東亜戦争）との関わりをお聞きしています。多くの高齢患者さんがあの時に人生観や価値観が変わったとおっしゃいます。もう思い出したくもないと話すのを拒否される方が多いかと思いきや、多くの方が（軽い認知症があったとしても）いやがらずに比較的鮮明な記憶としてお話しくださいます。なかには嬉々としてお話しになり、軍歌を歌いだす方もいました。

私は米国時代、退役した軍人のための病院で勤務する機会を得ましたが、その時も同様の経験をしました。極限の世界を経験し、友人や家族を戦争で失った経験のある人は価値観、特に死生観が他の人とは違うと思いました。

なぜ医療以外の情報を聞く必要があるのでしょうか。時々聞かれる質問ですが、価値観や嗜好、社会的立場などが多様な高齢患者さんのパーソナルヒストリーを聴取して、その方の医療に対する考え方（＝人生観）を知り、命に関わる決断が多い診療現場でオーダーメイドの医療を提供したいと思っているからです。時間を含めたいろいろな医療的制約がある高齢患者さんには、患者さん本人の考え方の違いで、行う医療が１８０度異なる場合もあります。

認知機能と感情・気分の評価

最初の評価のなかで必ず受けてもらう検査に、認知機能の検査と感情・気分の検査があります。認知機能という言葉はよく「もの忘れ」とか「記憶障害」と一緒くたに使われたりしています。脳には新しい情報を覚えたり忘れないようにする記憶という機能以外にも、言葉を操るとか、物を見て認識するとかのいろいろな働きがあり、その働きの総称を認知機能と言います。多くある働きの一つにすぎない記憶の障害を指す「もの忘れ」とは区別しています。

当クリニックでは「ミニメンタルステート検査（Mini Mental State Examination：MMSE）」（**図表5**）という基本的な認知機能の検査に「時計描画テスト（Clock Drawing Test：CDT）」という時計の絵を描いて時刻を指し示してもらうことで高次の脳機能を評価する検査を組み合わせて脳機能全体を評価しています。高齢者の認知機能は加齢や病気、薬、気分などによって変化し、その低下は生活に大きな影響を与えますので、認知症の有無だけでなく、どの程度低下しているかを常に把握しておくことが大切です。認知機能は体温や血圧などと同様、高齢者のバイタルサイン（重要な生命徴候）と言えます。

高齢者は多くの心理的・社会的ストレスを受けていると前述しましたが、高齢者にとって心の問題、特に老年期うつは非常に大きな問題です。うつ症状は毎日の幸福感を減弱させ、認知機能を低下させます。副作用が多いことで有名な従来の抗うつ薬に代わって、最近では副作用が少ない薬が出ていますので、高齢者でも安心して服用していただけます。このように重要な感情と気分の評価には「老年期うつ尺度（Geriatric Depression Scale：GDS）」（**図表6**）という15個の質問に「はい」と「いいえ」で答える簡易評価用紙を使っています。

表．Mini Mental State Examination（MMSE）

設　問	質　問　内　容	回　答	得点
1（5点）	今年は何年ですか 今の季節は何ですか 今日は何曜日ですか 今日は何月何日ですか	年 曜日 月 日	0 1 0 1 0 1 0 1 0 1
2（5点）	この病院の名前は何ですか ここは何県ですか ここは何市ですか ここは何階ですか ここは何地方ですか	病院 県 市 階 地方	0 1 0 1 0 1 0 1 0 1
3（3点）	物品名3個（桜、猫、電車） 《1秒間に1個ずつ言う。その後，被験者に繰り返させる。正答1個につき1点を与える。3個全て言うまで繰り返す（6回まで)》		0 1 2 3
4（5点）	100から順に7を引く（5回まで）。		0 1 2 3 4 5
5（3点）	設問3で提示した物品名を再度復唱させる		0 1 2 3
6（2点）	（時計を見せながら）　これは何ですか （鉛筆を見せながら）　これは何ですか		0 1 0 1
7（1点）	次の文章を繰り返す 「みんなで，力を合わせて綱を引きます」		0 1
8（3点）	（3段階の命令） 「右手にこの紙を持って下さい」 「それを半分に折りたたんで下さい」 「それを私に渡して下さい」		 0 1 0 1 0 1
9（1点）	（次の文章を読んで，その指示に従って下さい） 「右手をあげなさい」		0 1
10（1点）	（何か文章を書いて下さい）		0 1
11（1点）	（次の図形を書いて下さい）		0 1
		得点合計	

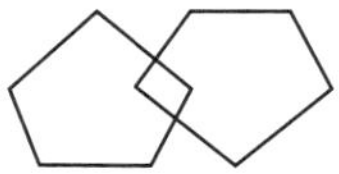

←（重なり合う五角形です）

（Folstein MF et al. *J Psychiat Res* 12: 189, 1975）

図表5　ミニメンタルステート検査（MMSE）

出所：神経疾患治療マニュアルのウェブサイト　http://www.treatneuro.com/wp-content/uploads/mmse.pdf

質問ごとに得られた得点（図表5の得点欄）を合計した総得点（30点満点）で全般的な認知機能を評価する。通常24点以下で認知症を疑う。

Geriatric Depression Scale（GDS）簡易版

設問	質問内容	回答	得点
1	毎日の生活に満足していますか	いいえ　は　い	
2	毎日の活動力や周囲に対する興味が低下したと思いますか	は　い　いいえ	
3	生活が空虚だと思いますか	は　い　いいえ	
4	毎日が退屈だと思うことが多いですか	は　い　いいえ	
5	大抵は機嫌良く過ごすことが多いですか	いいえ　は　い	
6	将来の漠然とした不安に駆られることが多いですか	は　い　いいえ	
7	多くの場合は自分が幸福だと思いますか	いいえ　は　い	
8	自分が無力だなあと思うことが多いですか	は　い　いいえ	
9	外出したり何か新しいことをするよりも家にいたいと思いますか	は　い　いいえ	
10	なによりもまず、物忘れが気になりますか	は　い　いいえ	
11	いま生きていることが素晴らしいと思いますか	いいえ　は　い	
12	生きていても仕方がないと思う気持ちになることがありますか	は　い　いいえ	
13	自分が活気にあふれていると思いますか	いいえ　は　い	
14	希望がないと思うことがありますか	は　い　いいえ	
15	周りの人があなたより幸せそうに見えますか	は　い　いいえ	
合計得点		／15	

図表６　老年期うつ尺度（GDS）

出所：杏林大学のウェブサイト http://www.kyorin-u.ac.jp/univ/user/medicine/geriatrics/pdf/gds.pdf

質問ごとに得られた得点（図表６の回答欄で左を選ぶと１点）を合計した総得点（15点満点）でうつ症状の程度を評価する。通常５点以上で老年期うつを疑う。

高齢者特有の診察法

医師による初回の診察では時間をやや長めにとり、通常の病歴聴取や身体診察に加えて、高齢者に特徴的な診察を行います。精神状態診察（メンタルステート診察）は主に精神科の医師が行う診察法で、外観や問診への対応、診察時の様子などで患者さんの精神状態を評価する方法です。その時期の気候や気温と合わない、また周りの雰囲気とあまりにもかけ離れている奇抜な格好や、しばらく着替えていないような不潔な身なりをしていたりといった場合、精神面で何か問題があると考えます。他にも、診察時の視線や、声の大きさ、高さ、話す速度、内容、文の構成、使う語彙などで患者さんの精神状態や認知機能をかなり評価することができます。

体の動き（可動性）や歩行の評価も高齢者診療に特徴的な診察です。ベッド上で寝返りがうてるか、起き上がれるか、ベッドの端に何もつかまらずに座っていられるか、立ち上がれるか、歩けるか、その様子（特に安定感）について観察します。ベッド上で寝返りがうてない患者さんは褥瘡《じょくそう》（床ずれ）ができやすいのでそのチェックも行います。ベッド端に足を垂らして、何にもつかまらずに座っていられない患者さんは体幹（胸、背中、腹、腰）の筋力がかなり低下しているため、今後相当なリハビリが必要です。ベッド端に座った状態から手を使わないで立ち上がれない、歩行が不安定な患者さんは股関節の周りの筋力が低下しているので転倒の危険が高いと言えます。

チームカンファレンスで取り組む

高齢者が老人ホームへ入居し1カ月ほど経つとそこでの生活に徐々に慣れてきます。他の職種メンバーが初期の評価を終えたぐらいの時期に、医師と看護師、介護士、ケアマネージャー、リハビリ療法士が集まってその高齢患者さんの日々の生活について検討する会議（チームカンファレンス）を開催しています。そこではそれぞれの視点から現状における問題点を出し合い解決策を模索します。医師からは病気とその治療状況だけではなく、認知機能や感情・気分の状態、骨の健康、予防医学など高齢者の医学的問題を一通り確認します。看護師は視力や聴力の状態、眼鏡や補聴器などの補助具の使用、歯の状態や咀嚼《そしゃく》（嚙む）・嚥下《えんげ》（飲み込み）の状態、排泄の問題、皮膚の状態などを評価して報告します。介護士は食事や排泄が自分で行えるかといった日常生活動作（ＡＤＬ）の自立度を主に評価しています。加えて夜間の様子やレクリエーションへの参加など、患者さんに最も近いところで仕事をしているので詳細な情報を提供してもらいます。ケアマネージャーからは家族の状況と介護保険認定やサービス利用の状況を、リハビリ療法士からは身体機能全般とリハビリの進捗《しんちょく》状況についてそれぞれ報告してもらいます。

フォーマットにしたがって、いろいろな角度からの多くの情報を一気に確認することで、その高齢患者さんの生活の全体像が見えてきます。会議の終盤では、転倒の危険や自室での事故などの生活における安全はどうか（安全面への配慮）、現状での患者さんの幸福度はどれくらいか（幸福度評価）、今後どのようなことが起こりうるか、前もって準備しておけることはないか（将来イベント予測）の3点について問題点を挙げ、対策を相談します。対策は、環境や患者さん本人、家族、スタッフそれぞれへの働きかけを考えます。例えば高齢患者さんの転倒のリスクを減らすためには、手すりの設置や夜間照明の調節（環境整備）、服用薬の整理やリハビリ（患者さん本人への介入）、家族と面談し老いや転倒の事前理解を促す（家族教育）、ケア方法の改善への試み（スタッフ教育）といったように、多方面からの介入を検討する必要があります。

包括的高齢者評価とは医学的問題以外にも様々な問題を持つ虚弱高齢者をいろいろな視点から評価し、高齢者の生命の量（余命）や生活の質（QOL）を最大化させるための総合プログラムなのです。

北陸地方から転居してきた虚弱高齢者の立野さん（86歳男性）の包括的高齢者評価を行いました。立野さんは格式ある寺院の住職で、跡継ぎ問題で一人息子である長男さんと長年確執があったようですが、数年前に脳卒中を患ってから彼との関係は良くなっているようでした。長男さんは厳格だった父親が弱々しくなって非常に悲しんでいました。脳卒中の再発予防として、ワーファリン®という薬による血液をサラサラにする治療（抗凝固療法）が行われていました。

ワーファリン®は血液を固まりにくくし、脳卒中や肺塞栓などの血管がつまる病気（血栓塞栓症）を予防する効果がありますが、その反面、出血の副作用があり、特に立野さんのような歩行が不安定な方が転倒した場合、大きなあざができたり、頭を打って脳出血を起こすことがあります。立野さんの脳卒中は小脳型と言って、通常の半身が麻痺するタイプではありませんでした。小脳は体を思うように動かす機能を司っている場所ですから、そこをやられた立野さんは筋力が保たれているのに思うように動かせない失調という症状がありました。それ以上に両下肢の筋肉が痩せて筋力が大分落ちていて、長期間の臥床やリハビリテーションの不足が強く疑われました。

チームカンファレンスでは、リハビリ療法士が転倒の危険性とリハビリに対する気力や熱意が乏しいことを、介護士は動作が不安定で緩慢なためトイレに間に合わないことを指摘しました。私の診察中、立野さんは伏し目がちであまり視線を合わせてはくれませんでした。質問しても返答まで時間がかかり、声も小さく、話す速度もゆっくりでした。看護師からは食事摂取量の低下を指摘され、介護士からは誘ってもレクリエーションに参加することなく、自室で臥床していることが多いという報告がありました。前述のミニメンタルステート検査と老年期うつ尺度では老年期うつと認知症の合併が疑われました。

立野さんが入居して約1カ月半後に長男さんと我々医療チームで家族面談を行いました。立野さんは地元の北陸地方の老人ホームに入居していましたが、長男さんがホームの不適切な対応に強い不満があり今回の転居に至ったとのことでした。面談では包括的高齢者評価の結果を話し合いました。立野さんの脳卒中後に起きた老年期うつの可能性や軽い認知症、下肢の筋力低下による失禁と転倒の危険を問題点として挙げ、今後ホームでより快適に過ごしていただくための皆の取り組みを提案させてもらいました。立野さんの入居時から厳しい表情を崩さなかった長男さんでしたが、話し合いの途中から表情が緩み始め、最後には涙ぐみながら言いました。「皆さんで本当によく見てくださっているのですね。なにとぞ親父をよろしくお願いします」

Ⅱ

老年症候群とその特徴

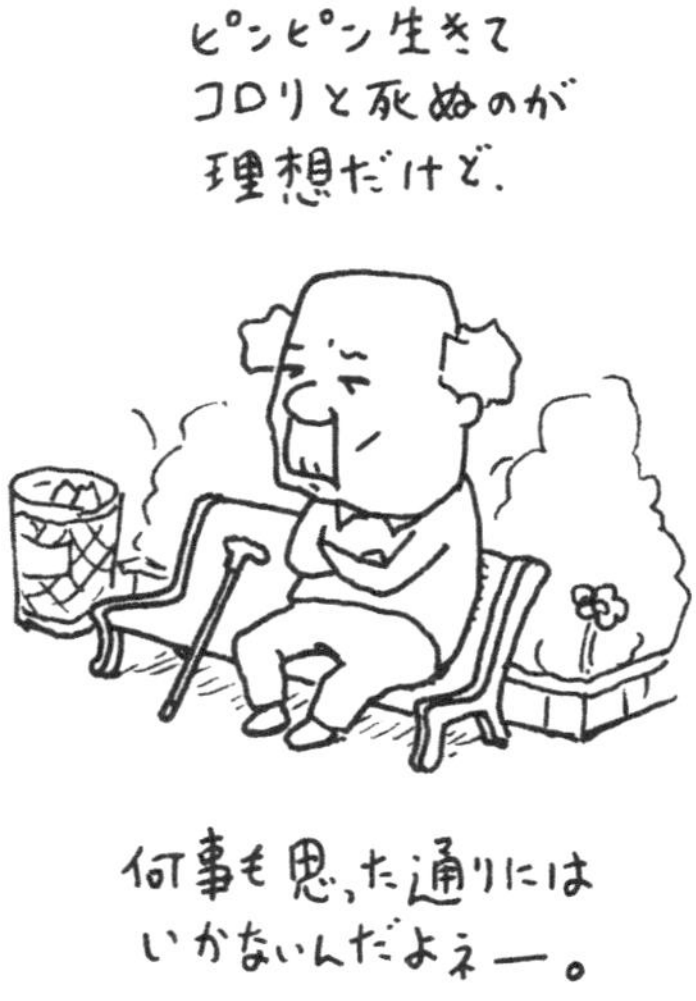
ピンピン生きて
コロリと死ぬのが
理想だけど、
何事も思った通りには
いかないんだよネー。

第三章　老年症候群――高齢者の複雑系

症候群とは？

　本書のタイトルにもなっている「老年症候群」、初めて目にする人が多いのではないでしょうか。私は米国での老年医学の研修中に知りましたが、最初は正直「なんだそれは？」という感じでした。

　一つの原因から様々な身体症状や精神症状を呈するような病気を症候群と呼びます。有名なものとしては、睡眠時無呼吸症候群や後天性免疫不全症候群などがあります。睡眠時無呼吸症候群とは何らかの原因で睡眠時に無呼吸となることにより睡眠が量的、質的に低下し、日中の眠気や集中力の低下、抑うつ症状、頭痛、インポテンツ、月経不順などの多彩な症状を示す症候群です。最近では、放っておくと肥満や、高血圧、不整脈を合併してくる非常に怖い病気だと認知され、スリープクリニックなどで積極的に診断や治療が行われています。

後天性免疫不全症候群はエイズと言った方がわかりやすいかもしれません。ＨＩＶウイルスという微生物が生体内に感染し、免疫システムの主役の一つであるリンパ球を壊すために全身の免疫力が低下し、病気が進行すると普通の人がかからないような感染症やある種の悪性腫瘍、時には認知症まで発症する、これまた症候群です。一つの原因から様々な症状を呈する症候群というものをイメージできたでしょうか？

老年症候群とは？

さてこれらをもとに老年症候群を考えてみましょう。人間の体は加齢に伴い、心臓や肝臓など臓器の機能低下といったような生理的な（病気ではない）変化が起きますが、それらが複合して高齢者特有の問題が出現します。例えば、高齢患者さんが入院した時に精神的に混乱して、自分がどこにいるかがわからなくなったり、突然怒りだしたりする「せん妄」という状態になることがありますが、これは若い人にはあまり出現しません。もともと認知症や脳卒中、パーキンソン病などの脳の病気を持っていたり、目が見えにくかったり、耳が聞こえにくかったり、あるいはたくさんの薬を服用したりしている高齢患者さんに出現しやすいと言われています。そのような方が肺炎や尿路感染症にかかって発熱し、脱水症になって、病院に入院し、点滴や排尿のための管を入れられようものなら間違いなくせん妄を発症します。つまりせん妄というのはいろいろな原因が積み重なって出現する病気ですが、それらは全て「高齢である」という一つの大きな原因とつながっているのです。

もう一つの例としてめまいを考えてみましょう。めまいは自分や周りの物がぐるぐる回って見えたり、ゆらゆら揺れて感じる非常に不快な感覚です。めまいは老若男女問わず経験する病気ですが、若年者がたまにしか経験しない急性めまい症と、高齢者が日々悩まされている慢性めまい症はいろいろな意味で大きな違いがあります。女子サッカーの澤穂希《さわほまれ》選手がめまいで戦列を離れたことがあり、良性発作性頭位めまい症が原因と報道されていました。澤選手は、年齢から考えて全ての臓器機能が絶頂期にあるその時期に、たまたま耳の奥のバランス感覚を司る三半規管に一時的に変調をきたして急性めまい症を起こしたのでしょう。その一部分の一時的な変調が治療によって回復すればめまいが完全に消失する、それが若年者のめまいなのです。

私の患者さんに82歳の女性で同じくめまいを訴えている方がいます。しかしそのめまいは澤選手のとは違い、ほぼ毎日出現し10年近くいろんな医者にかかったり、治療をしても良くならない難治性のものでした。高齢の彼女はめまい以外にも高血圧や変形性関節症、便秘症で近くの内科に通院しており、めまいに対するものも含めると合計10種類近くの薬を服用しています。膝《ひざ》や股関節が悪いせいか歩行は杖を使っていてもかなり不安定です。彼女は、同じ質問を繰り返したり不適切な場所で排泄することもある、やや進んだ認知症を持つ夫と同居しています。

高齢患者さんは澤選手のような若年者とは異なり、目や三半規管、小脳、末梢神経、下肢の筋肉などの体のバランス感覚を保つことに関わる全ての器官が老化しています。加えて多くの

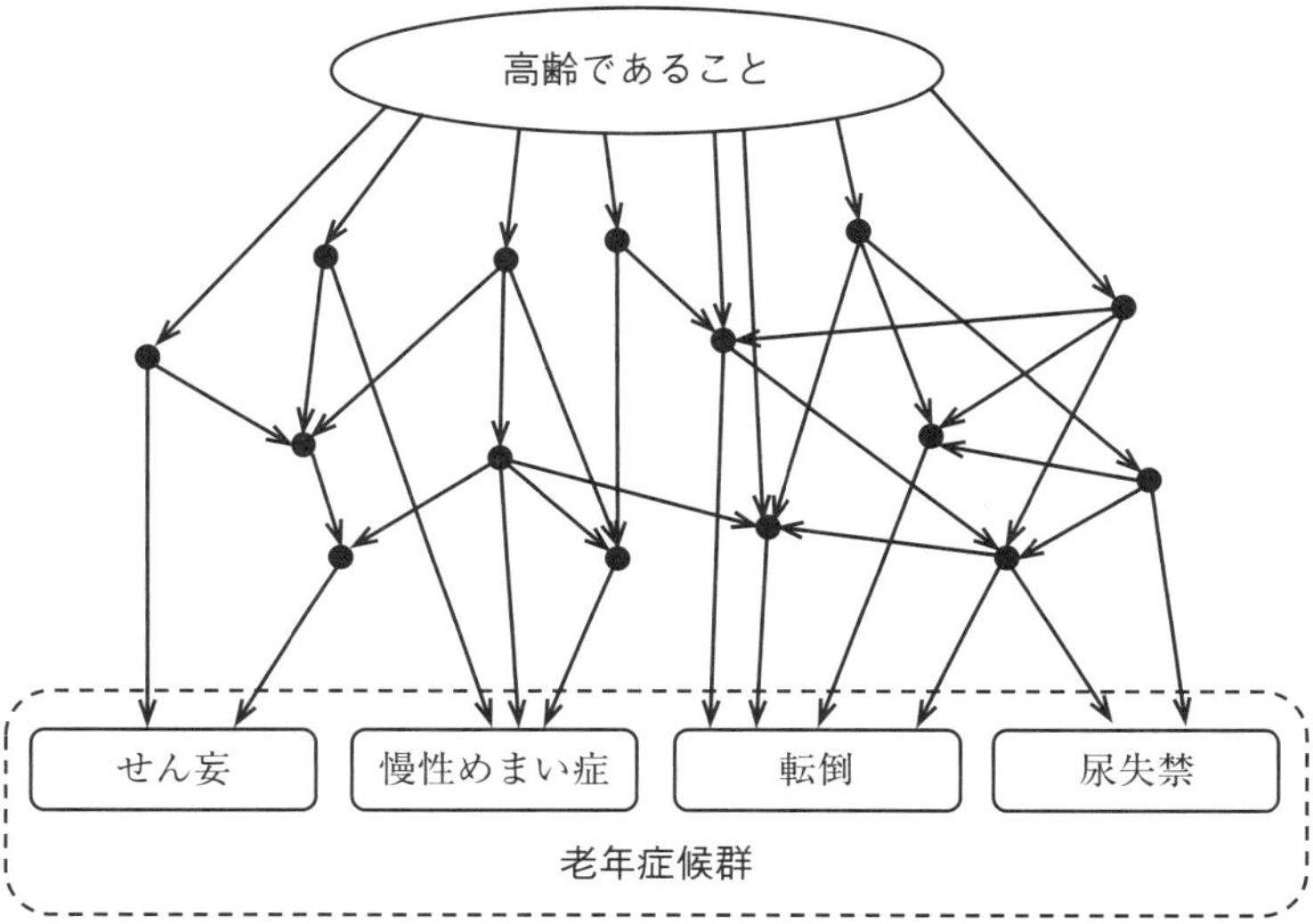

図表７　加齢に関わる多くの因子が複雑に絡み合って発症する老年症候群
出所：*Public Health Reviews*. 2010をもとに筆者が作成

薬を服用したり、精神的ストレスが加わることによってめまいが毎日出現するのです。このことから高齢患者さんの慢性めまい症がいかに難治性であるかがおわかりいただけると思います。

「せん妄」も「高齢者のめまい」も複数の原因が積み重なって出現します（*J Am Geriatr Soc*. 2007［PMID: 17493201］）。そしてその原因は全て「高齢である」ことと関連しています。このように「高齢である」ことという一大原因と強い関連を持ったいくつもの病気の集合体を「老年症候群」と呼んでいるのです（**図表７**。*Public Health Reviews*. 2010; 32:475-88）。この「老年症候群」の概念は高齢者の日常生活における多くの不思議を解明するためのヒントをもたらしてくれるため、非常に便利でありかつ重要なのです。「老年症候群」を軸とした高齢者の複雑系の旅を続けましょう。

第四章　認知症――生活の病い

認知症とは

夏のある日、89歳女性の橋本さんが、彼女の姪にあたる中年女性2人に付き添われて私の外来を受診しました。橋本さんは3年前に夫を亡くして以来、戸建ての自宅に一人で暮らしていました。子供はいないそうです。1年前に某大学病院のもの忘れ外来でアルツハイマー型認知症の診断を受けて以来アリセプト®（認知症治療薬）を服用していましたが、姪たちは最近の橋本さんの「物を盗られた」や「誰かが侵入してくる」といった言動を心配していました。また介護サービス導入のために以前「要支援1」と認定された介護度の再評価を希望していました。姪2人は毎日交互に電話して橋本さんの無事を確認しているような状況でした。

高齢者に多い認知症は、人間が日常生活を送る上で最も重要な臓器である「脳」の病気で、記憶力の障害（もの忘れ）をはじめとして計算・言語・判断能力などの様々な脳の機能（認知機能）の障害が起こってきます。認知症には中核症状と行動・心理症状という2種類の症状群があります。中核症状はもの忘れをはじめとして数や言葉を扱う障害、情報収集や判断能力の低下などいわゆる認知症の症状としてよく知られているもので、一方の行動・心理症状は被害妄想に代表されるように、間違った考えを正しいと思い込む妄想や、実際はない物が見えたり聞こえたりする幻覚、他にも抑うつ症状や徘徊、イライラ、攻撃的言動などです。これらの症状の出現の仕方には個人差や認知症のタイプにより違いがありますが、いずれの症状も多かれ少なかれ日常生活や周囲の人、場合によっては社会全体に影響をあたえるという意味で非常に厄介です（*J Am Geriatr Soc.* 2010［PMID:20374406］, *Alzheimer Dis Assoc Disord.* 2011［PMID:21192239］）。

認知症の原因

認知症というのは脳の機能が低下した状態を指している言葉で、通常その原因となる病気が存在します。そのなかで最も有名なのは、脳の神経細胞がゆっくり壊されて、脳が縮んでいく病気（神経変性病）の一つであるアルツハイマー病で、１９０６年にドイツの精神科医であるアルツハイマー医師によって初めて報告されました。他にも、脳内ホルモンの一つであるドーパミンが減少して体の動きが遅くなるパーキンソン病と認知症を併せ持っているレビー小体病や、言語や人格異常が問題となる前頭側頭葉型認知症などがあります。神経変性病以外にも脳の動脈硬化から血管が詰まったり脳内に出血する脳卒中や、何らかの原因で脳脊髄液の流れが悪くなって起きる正常圧水頭症も認知症をきたす病気です。

実際に認知症の原因疾患を特定することはそれほど簡単ではありません。特に神経変性病を確定診断するためには、脳の組織の一部を採ってきて顕微鏡で調べる病理検査が必要だからです。したがって厳密には、亡くなった後の脳解剖でしか確定診断できないのですが、日常的には認知症の診療に慣れた医師が症状や経過を見て、おそらくアルツハイマー病だろうとか、レビー小体病の可能性が高い、というように臨床的に（確定的でなく）診断しています。

厚生労働省からの報告では認知症専門外来を受診した認知症患者の約３割がアルツハイマー病で最多であり、レビー小体病や軽度認知障害が１割と続いています。私は地域の老人ホームで多くの認知症患者さんを診療していますが、そのほとんどがおそらくアルツハイマー病です。大学病院や総合病院の専門外来を訪れない地域の高齢者の実態は、厚生労働省からの報告とは異なっています（*J Alzheimers Dis.* 2009［PMID:19749406］）。

認知症の診断

高血圧や糖尿病などの持病がない橋本さん（89歳女性）ですが、包括的高齢者評価の結果、難聴、低体重（ＢＭＩ：18・4）、歩行バランス不良、認知機能障害（ＭＭＳＥスコア16／30

点）、抑うつ症状（ＧＤＳスコア６／15点）など多くの老年症候群を伴う虚弱高齢者であることがわかりました。どうやらご飯を食べたり、排泄をしたり、入浴したりといった自分の身の回りのことは他の人の助けを借りなくてもできるようです。ただ得意だった料理は最近すっかりご無沙汰で、近くのスーパーで惣菜を買ってきてすませているようです。その買い物も毎回紙幣を出して細かいお釣りを貰ってくるためか、財布はいつも小銭であふれています。薬もとてもしっかり服用しているとは思えず、２カ月前に処方された１カ月分の薬がまだあまっているそうです。

認知症の原因となる病気は何かを考える前に、患者さんが認知症かどうかを診断する必要があります。人間の記憶力や計算力をはじめとする多くの脳の機能は20代に最大となりその後は緩やかに低下していくことがわかっていますし、多くの方がそのように実感されていると思います。老年期ともなりますと、さらに新しいものが覚えにくくなったり、すぐ忘れてしまったりと、誰もが認知症になったのでは、と不安がつのります。しかしこういった心配をしているほとんどの人が軽度の記憶力の低下があるのみで、他の脳機能（計算・言語・判断能力など）の障害がない年齢相応のもの忘れ、つまり正常な加齢による変化であることが多いのです。世界中で使われている米国精神医学会の認知症診断の基準（ＤＳＭ）では、年齢相応のもの忘れよりもひどい認知機能の低下（記憶力の低下だけでなく計算・言語・判断能力などにも障害）があり、かつそれが原因で日常生活に不都合をもたらしていれば認知症と診断する、となっています。
一見シンプルな基準のようですが、時にその診断が困難なことがあります。橋本さんのように簡単な知能検査で年齢以上の認知機能の低下が疑われ、それが原因で服薬や金銭管理、料理ができない場合は、認知症と診断できるわけです。しかし例えば、もの忘れが多少あるけれども、どちらかというと足腰が悪くて買い物に行けなかったり、目が悪くて料理ができなくなっているような場合は認知症とは言えません。あくまでも認知機能の低下と日常生活の障害が直接結びついて初めて認知症と診断できるのです。最近では核磁気共鳴断層撮影（ＭＲＩ）や単一光子放射断層撮影（ＳＰＥＣＴ）をはじめとする脳の画像検査や脳脊髄液の遺伝子解析などの最新検査で認知症の診断ができるようなことが言われていますが、これらの検査は認知症の診断には補助的なものであり、主に原因となる病気を診断するための検査と思っておいた方がよいでしょう。

認知症診療の積極性と消極性

認知症の診断がついた後にその原因の病気は何であるかを調べる意義について考えてみましょう。先に地域の高齢住民の認知症の大部分を占めるのはおそらくアルツハイマー病だろうという見解を示しました。現在、アルツハイマー病に対して数種類の治療薬がありますが、それらの効果はかなり控えめで、服用した人は服用しない人に比べて半年後のミニメンタルステート検査（MMSE、30点満点）で1点程度、70点満点の別の認知機能検査で2－3点程度点数が高く、薬は認知症の進行を約半年間遅らせることができると言われています（半年後はまた病気が進行していきます。*Ann Intern Med.* 2008［PMID:18316756］）。

これらの薬はレビー小体型認知症や前頭側頭葉型認知症には健康保険の適用はありませんが、仮に使用したとしても同様かそれ以下の効果だと予想されます。つまり神経変性型の認知症を診断しても病気によって治療法が変わらないどころか、治療そのものから目に見える効果が得られにくい現状があります。

脳卒中による認知症（脳血管性認知症）に対しては血圧やコレステロールの管理をしっかりして脳卒中の再発を起こさないようにすることが最も重要で、残念ながら認知症そのものに対する特別な治療はありません。

認知症と尿失禁、歩行障害の3つの症状を合併する病気に「正常圧水頭症」があります。この正常圧水頭症の患者さんのコンピュータ断層撮影（CT）を見ると、脳が全体的に縮んで脳の周りや脳内の空間（脳室と呼びます）などの脳脊髄液で満たされている部分が拡大していきます。しかし認知症や尿失禁、歩行障害はただでさえ高齢者に多い老年症候群であり、脳もまた加齢に伴い縮んで相対的に脳室が拡大していくことがわかっていますから正常圧水頭症との区別はやはり難しいのです。腰から脳脊髄液を抜いて頭の中を除圧し、歩行などの症状が改善すれば正常圧水頭症の可能性は高いと言えますが、診断後は継続的に除圧する手術が必要になるため超高齢者への積極的な検査や治療はどうしてもためらってしまいます。

一方で早期に適切な診断と治療を行うことで認知症が改善する病気もあります。胃を切除した人によく起こるビタミンB12の欠乏症や甲状腺機能の低下症では、ビタミンやホルモンの補充療法で認知機能は改善するので、積極的に診断や治療を行うべきでしょう。また過活動膀胱（夜間頻尿や失禁の原因となる病気）の治療薬が持つ抗コリン作用は脳神経細胞の情報伝達を阻害し、これらの薬を減量または中止することで認知機能が改善することがあります。脳をとるか膀胱をとるかの二者択一を迫られた患者さんや家族は、多くの場合薬の中止を選択（膀胱機能を犠牲にして認知機能を保持）します。最後にあまり知られてないことかもしれませんが、抑うつ気分があると認知機能が低下しますので、老年期うつ（第七章で概説します）が疑われる場合、高齢患者さんの生活の質（ＱＯＬ）や幸福感を向上させる目的と合わせて積極的に薬や精神療法で治療を試みるべきだと思います。

認知症治療の現状と将来性

アルツハイマー病をはじめとする神経変性病は通常ゆっくりと進行していきます。日本では現時点でアルツハイマー型認知症の治療薬としてドネペジル（アリセプト®）とガランタミン（レミニール®）、リバスチグミン（イクセロン®、リバスタッチ®）、メマンチン（メマリー®）の４剤が承認されていますが、残念ながらこれらの薬を服用したからといって、認知機能が劇

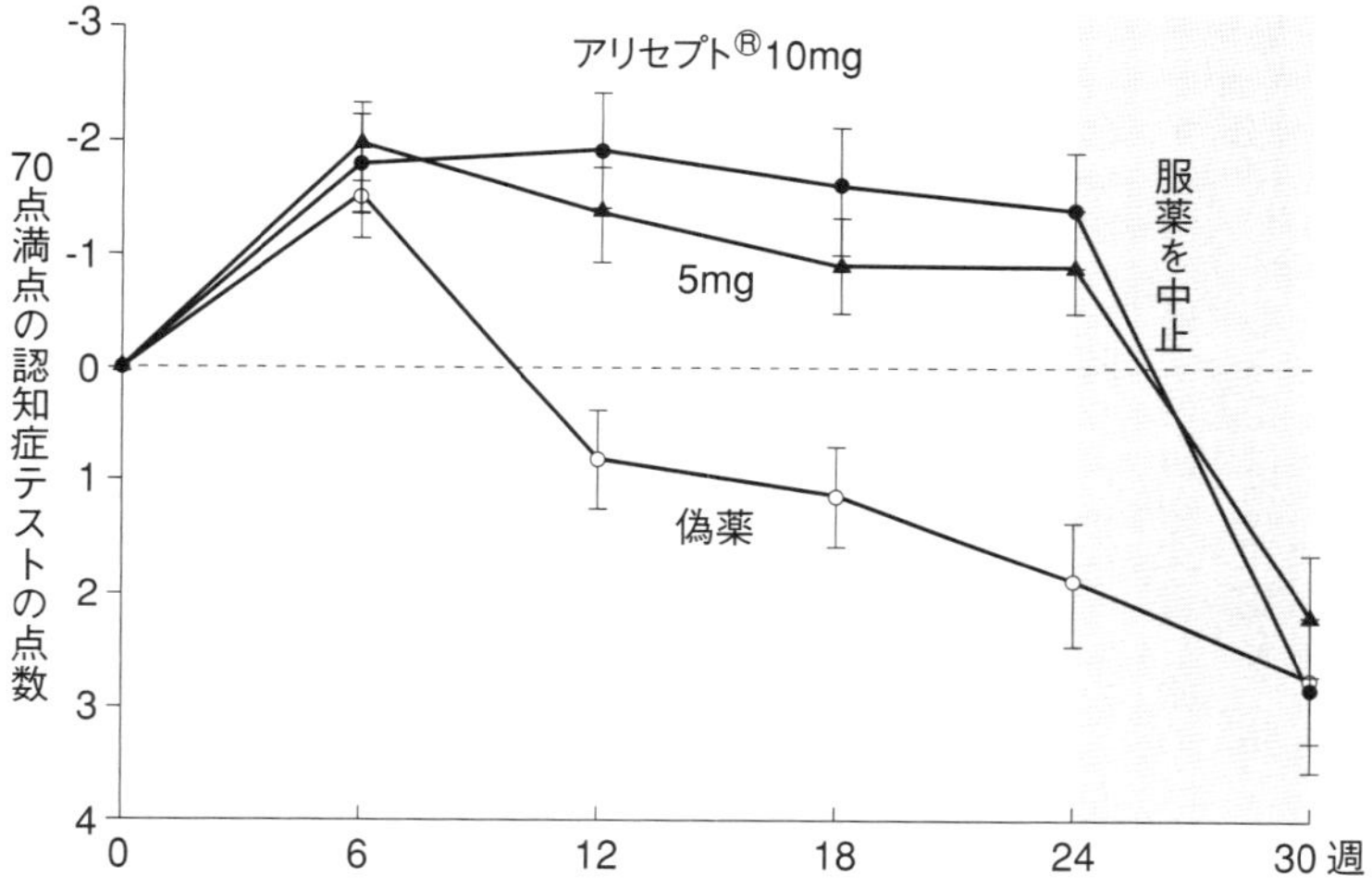

図表８　認知症薬の効果は控えめ

出所：*Neurology*. 1998［PMID: 9443470］より改変

的に改善するわけではなく、知能検査の点数がわずかに良くなる程度で、かつ服薬を中止すればまた低下するらしいのです（**図表８**。*Neurology*. 1998［PMID: 9443470］, *Ann Intern Med*. 2008［PMID: 18316756］）。私の認知症患者さんでも多くの方がこれらの薬を服用していますが、もちろん認知機能の改善を望みながらも実際には進行を遅らせる程度ですよと説明しています。家族にとっても何もしないよりも何らかの治療をしているという安心感がいいようです。

時々これらの薬を服用し始めてからお腹の調子が悪くなったり、食欲低下、イライラなどの副作用で服用を中止せざるをえないことがあることも患者さんや家族に説明しています。

認知症治療薬のかなり控えめな効果の背景には、アルツハイマー病をはじめとする神経変性型認知症の発症機序（発病の仕組み）が深く関係していると考えられています。欧米では毎年、アルツハイマー病やその他の認知症に関する最新の知見が報告される国際アルツハイマー病学会が開催されていますが、2008年ぐらいからことあるごとに登場する図があります（図表9）。認知症は高齢者に多く出現する病気ですが、実はもの忘れや計算、言葉の問題などの症状が出現する（認知症が発症する）十数年から数十年も前から脳にアミロイドやタウと呼ばれる異常蛋白が沈着しはじめているというのです。つまり中年期頃から沈着し始めた異常蛋白がゆっくりと脳神経細胞を破壊して、ある程度以上の脳神経細胞がやられる老年期に認知症が発症するという仮説が現在最も有力視されています。そして先に紹介した薬は全て、この異常蛋白の沈着から逃れて生き残っている神経細胞に働きかけ、その機能を高める作用があるだけですから、すでに多くの神経細胞が破壊されている認知症患者さんではその効果は小さいということなのです（図表10）。

残念ながら現時点では沈着した異常蛋白を除去して神経細胞を再生させる薬はありません。だとすれば、異常蛋白が沈着し始めた中年期の方を見つけて、それ以上沈着しないようにする薬を服用してもらえば認知症を予防できるのではないかと期待されていますが、それにも多くの問題があります。

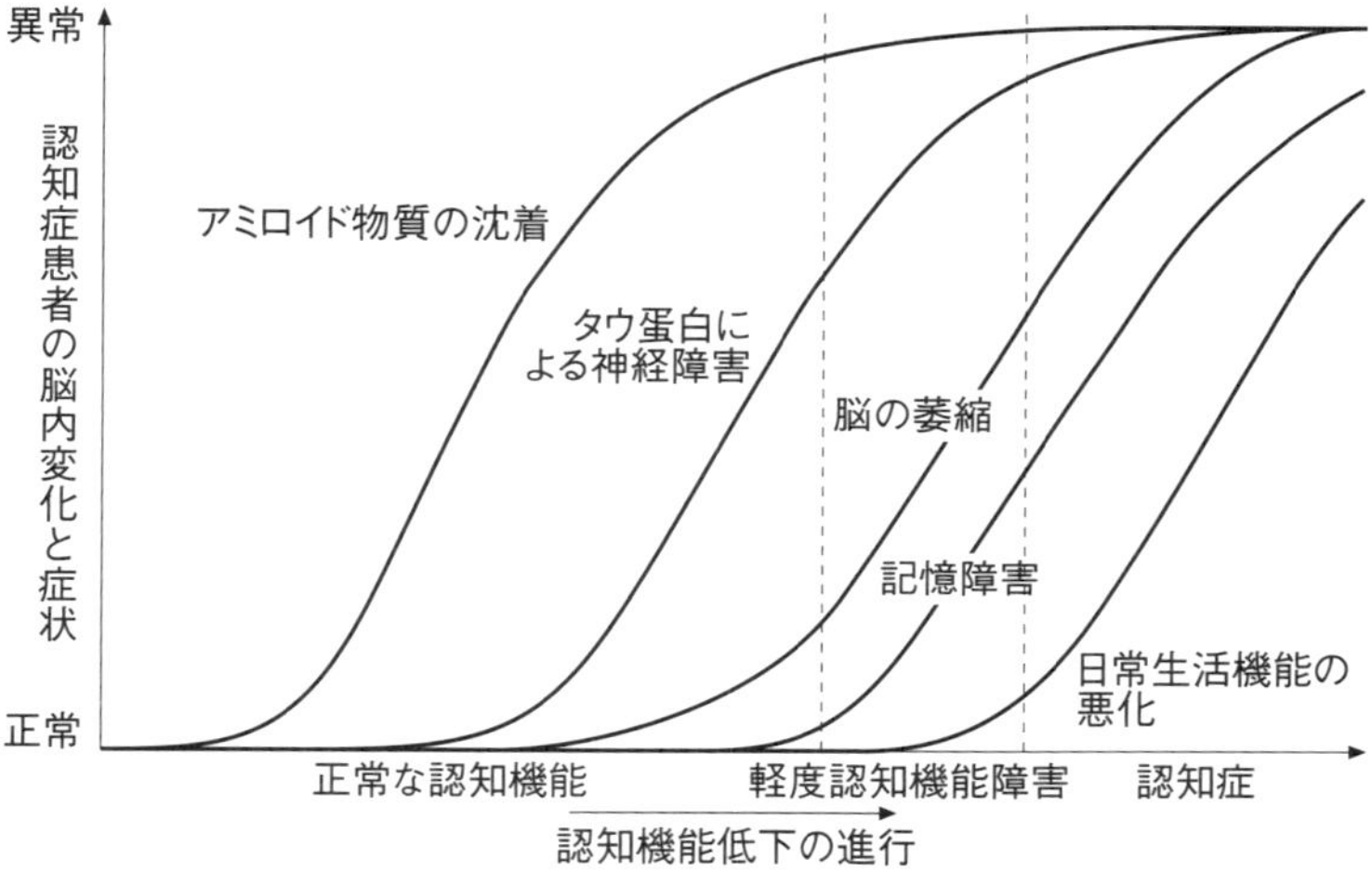

図表９　認知症が発症する十数年〜数十年前から脳内の変化が起こっている

出所：*Lancet Neurol*. 2010［PMID: 20083042］より改変

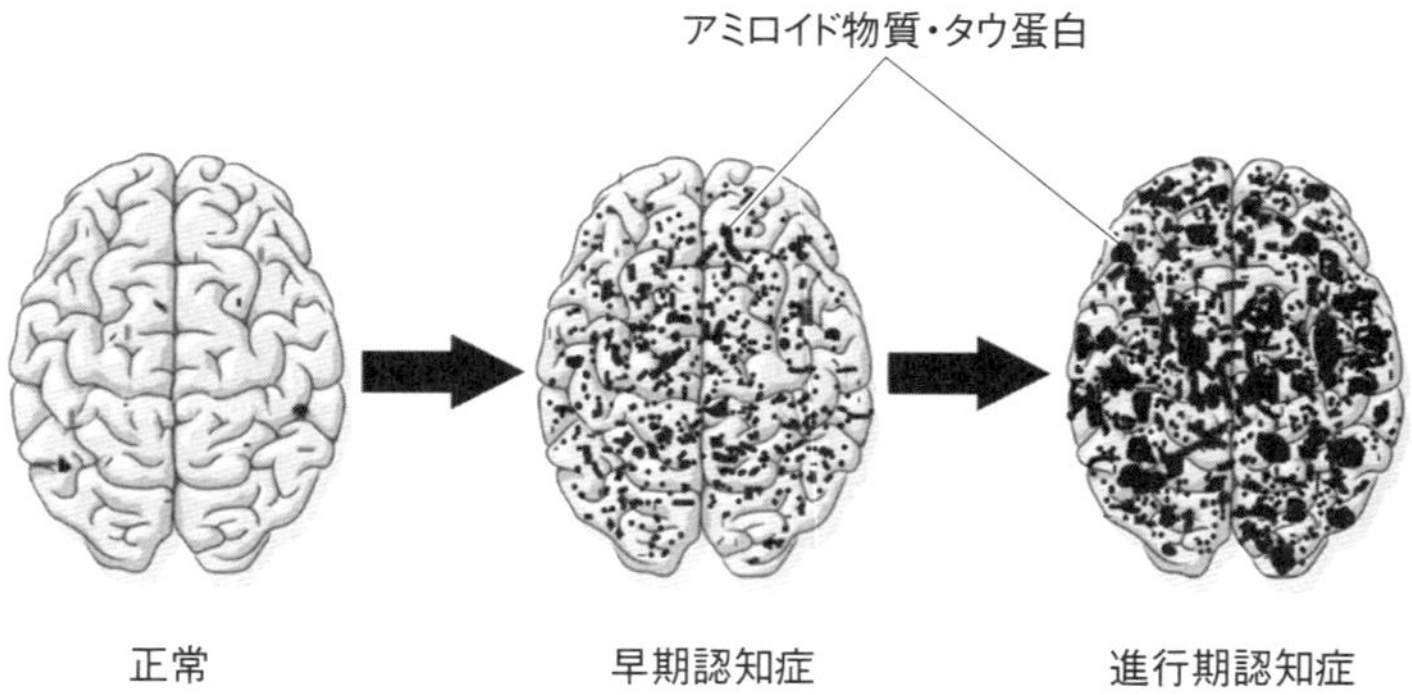

図表10　異常蛋白の沈着により正常な脳神経細胞は減少してゆく

脳にどれくらい異常蛋白が沈着しているかを調べるための特殊な検査が開発されていますが、現在その正確性についての検証が行われているところです。もちろん異常蛋白の生成や沈着を防ぐ薬の開発も必要ですが、その一方で誰がその薬を服用すべきなのかを決める必要があります。無症状の時に、将来本当になるかならないかわからない認知症の予防薬を何十年も服用し続ける人がいるでしょうか。現在のところ、いろんな意味で認知症治療の研究は袋小路にはまっている印象です。

認知症には総合的な視点を

診察後に姪たちと橋本さん（89歳女性）の生活環境や介護状況について相談しました。中等度の認知症がありながら一人暮らしを続ける橋本さんが今後も買い物や料理、入浴などの日常生活動作をちゃんとやっていけるか、家庭の内外で事故や事件に遭うのではないか、という大きな心配がありました。私は、橋本さんには当時認定されていた要支援1以上のサポートが必要と思い、介護保険の再認定評価を受けるよう勧めました。併せて難聴や食生活、服薬状況の評価と治療、およびデイケアやリハビリ機会の増加を検討するように勧めました。最後に周囲のサポートが非常に乏しい現状を直視して、介護付き老人ホームへの転居も一考に値するとの見解を述べました。それから2カ月後、要介護1の認定を受けた橋本さんが、老人ホーム入居の際の健康診断のため私の外来を再受診しました。

異常蛋白が沈着していくことによって脳の神経細胞がゆっくりと破壊されていくアルツハイマー病は、効果的な治療法や予防法が出現するまでにはまだまだ時間がかかりそうです。とはいっても現時点で多くの患者さんが様々な問題をかかえながら、与えられた環境で日常生活をなんとか送っています。人間がかかる病気にはいろいろありますが、認知症ほど患者さん自身や周囲の人の生活に影響を与える病気はないのではないでしょうか。

進行とともに判断や計画、情報収集能力などの高度な脳機能から喪失していくため、まだ現役で仕事をされている方はどこかで仕事の遂行に支障が出てくるかもしれませんし、それまで楽しんでいた趣味を諦めざるをえなくなるかもしれません。社会的な役割や人生の楽しみを失うことで非常に悲しい気分になり、多くの方がうつ状態になります。

さらに認知症が進行すると、健康やお金の管理、外出や買い物ができなくなるので、患者さんのお金や尊厳を守るためには、認知症であることを本人に告知し将来必要になることを前もって話し合ったり、書面にしておいたりする必要があります。最終的には排泄や食事など身の回りのことさえ行うのが困難になるので、どこで誰に介護を受けるのか、そして最後の時間をどこでどのように過ごすのか、などについての厳しい決断をしていくことになります。

認知症の経過中に出現する妄想や幻覚、徘徊などの行動・心理症状と呼ばれる随伴症状は家族を困らせたり家庭内外での事件や事故を引き起こし、患者さんだけでなく家族の生活の質や幸福度を低下させます。脳が人間の社会生活にどれほどたくさん関与しているかを考えれば、脳の病気である認知症が生活にどれほどの影響を及ぼすか容易に想像できるでしょう。私も外来で認知症患者さんの診療をしていて、つくづく思うのは、従来の「診察室で病気を診断し、薬を処方する」診療モデルは、認知症では不十分だということです。患者さんのその時点での状態が本人や周囲の人間の日常生活にどのような影響をもたらしているかを分析し、他職種との連携や地域社会資源の利用を通して、患者さんの日々の安全と幸福の最大化を目指す総合的かつ生活に即した診療が必要なのです。

日々、高齢患者さんたちに接して

老人ホームで100名強の高齢者の健康管理をしている私は、常時100通りの老いを観察することができます。脳の老い（認知機能の低下）と体の老いが一緒に進む方、頭がしっかりしているが体の老いが急速に進んでいる方、その逆に体はしっかりしているが認知症が進行していく方など様々な老い方があります。しかし皆さんに共通するのは、多くの高齢患者さんが程度の違いこそあれ、日々自身の老いや生き甲斐の欠如を嘆き悲しみ、孤独や差別、経済難に悩み、多くの病いや近づいてくる死への恐怖と戦っていることです。

91歳で認知機能障害のない元新聞記者の男性は自身のブログで老いの悲しみと死への恐れを書き綴っています。85歳の慢性呼吸器疾患を持つ男性は、認知症が発症してきたためか、それまでできていた薬やお金の管理ができなくなり、自分や周囲によく腹を立てています。一方で進行期の認知症を持つ89歳の女性は周りで何が起ころうとも我関せずで、ニコニコして生活しています。実業家で作家の平川克美さんが認知症の父親を介護した自身の経験を叙述した著書『俺に似たひと』で「結局、（老化や死への恐怖に苦しむ）父親を救ったのは、せん妄（認知症）と、死だった」と述べていますが、長い間介護していた著者の率直な感想なのでしょう。よく「年をとったら少しぼけた方が……」という言い方をする人がいますが、それもあながち間違いではないのかもしれません。

いずれにせよ認知症になるならないは選ぶことはできませんし、効果的な予防法や治療法がない今日では、認知症になっても安全で楽しく、そして人間としての尊厳を保ちつつ人生の最終章を送ることのできる優しい地域社会を作り上げることが最優先されるべきなのです。未曽有の超高齢社会を突き進む日本では震災よりずっと前から、そしてこれからも、地域における「日本人の団結力」が求められているのだと思います。

第五章　行動・心理症状と認知症ケア——チームワークの力試し

認知症の行動・心理症状

飯田さんは比較的軽度の認知症（ＭＭＳＥスコア22／30点）がある92歳の女性です。身体的には元気で、排泄や入浴等の基本日常生活動作は自立しています。現在の老人ホームに入居する前は自宅で、94歳のしっかりした夫と長女さんと暮らしていたはずですが、半年前に老人ホームに入居してきた理由は今一つ明らかではありません。

飯田さんにはちょっと困った行動があります。夫と娘さんが住んでいる自宅にしょっちゅう電話をかけるのです。夜間はさすがにありませんが、日中ひどい時は30分おきに電話をかけて同じことを繰り返し話すようです。居留守を使っても、その直後に繰り返しかけてきます。電話線を切ったり、電話を取り上げたりということも考えたそうですが、反動が怖いとのことで踏み切れなかったようです。それ以外の飯田さんの生活は極めて平穏ですが、ホームの廊下を用事もないのにぶらぶらしたり、窓の外を眺めたりといった軽度の徘徊があります。

第四章で認知症には中核症状と行動・心理症状の2種類があることを説明しました。中核症状はいわゆる認知症の症状としてよく知られているもので、もの忘れをはじめとして数や言葉を扱う際の障害、情報収集や判断能力の低下など脳の機能そのものの低下を指します。一方行動・心理症状には、誰かが私の財布を盗んだに違いない（実際には自分がどこかに置き忘れている）、といった物盗られ妄想に代表されるような間違った考えの思い込みや、実際はいない動物や赤ん坊、すでに亡くなっているはずの先祖の方が見えたり聞こえたりする症状である幻覚、他にも抑うつ症状や徘徊、イライラ、攻撃的言動など患者さん本人以上に周囲を困らせるようなものがたくさんあります。

軽症から中等症の認知症患者さんには脳機能の正常な部分も結構残っていますので、もの忘れがひどくなっていく自分に対する不安や周囲に対するイライラ、それらが合わさった抑うつ症状が出現することが多くあります。認知症が進行してくるとそういった症状は相対的に少なくなり、不穏（気持ちや言動が不安定で落ち着きをなくすこと）や無気力といった症状が出現します。進行期の認知症患者さんはすでに効果的な発語もできなくなっていますので、不安や怒りなどが全て不穏というかたちで表出されてくるのだと考えられています。行動・心理症状は中核症状の程度に関わりなく出現することがわかっていますし、認知症の進行度によって出現する症状のパターンがあるようです（*J Am Geriatr Soc.* 2010［PMID:20374406］）。

認知症患者さんへの向き合い方

飯田さんの頻繁に電話をかける行動について、多職種間のミーティングを行いました。看護師からは毎朝出現するめまい症状が報告されました。介護士からは入浴嫌いの報告があり、ほっておけば2－3週間もお風呂に入らない状況であるとのことでした。飯田さんの性格や行動が原因だと思われますが、2人の娘や夫は彼女と距離を置きがちで面会にはほとんど来ないとケアマネージャーは報告しました。

その他にも様々な観察や情報、意見が出された結果、どうやら飯田さんは家族と離れたホームでの生活を寂しく思い、軽い抑うつ状態になっているのではないかという結論になり、各職種で彼女の感情や気分に配慮した介入を行っていくことになりました。私からは抗うつ剤の投与を提案しました。

数カ月後、それらの介入の効果を評価する目的で娘さんとの面談を行いました。長女さんは少し興奮気味に話し始めました。

「数週間前から電話が減っているのです。前は毎日数時間ごとにかかってきたのですけど、そのうち1日に1回になって、2、3日に1回になって最近では週に1回かかってくるかどうかです。そういえば、身分証明書が欲しいと言ったので先日一緒に区役所へ行って住基カード

（住民基本台帳カード）を作ったのですが、それから電話の回数が減ってきた気がします。面白いですよね。母は昔からずっと自分が父の付属品みたいでいやだと言っていたから、身分証明書を持ってあの年で自我に目覚めたのですかねえ。ホームの皆さんにもいろいろお気遣いいただいてありがとうございます」

飯田さんの内面でどのような変化が起こっているかは今でも不明ですが、明らかに以前と比べて表情も明るく頭もしっかりしたようで、皆で喜んでいます。

大森さんは79歳の素敵なおばさま風の高齢者です。車で10分ほどの所に住んでいる息子さん家族からサポートを受けながら自宅に一人で住んでいましたが、最近、もの忘れなどの認知症の症状が出てきて自宅での安全が心配なので老人ホームに転居してきました。しかしこの転居は彼女が十分に理解し納得したものではなく、長男さんから「しばらく関西へ出張なので、その間病院で療養してほしい」と説明を受けてのものでした。

わけがわからず連れてこられた大森さんは混乱していました。目が吊り上がった厳しい表情で一日中イライラし、家へ帰りたいと怒り続けました。ホームのスタッフが「家に帰っても息子さんが遠くで心配だから……もうすぐ帰ってくるから……」となだめても落ち着くのは一時的で、またすぐ怒りが込み上げてきます。お化粧をしてバッグを持ってホームからの脱走を試みますが、エレベータは認知症フロア用のパスコードでロックされています。それでエレベータのドアを蹴とばしています。その様子からは以前の素敵なおばさま風の雰囲気がすっかり消え失せていました。

大森さんが入居してきてから幾度となくミーティングが持たれましたが、有効な手だてがなく時間だけが経過していました。イライラや不安に対して精神安定剤や抗不安薬を使いましたが効果的ではありませんでした。

ある日、長男夫婦との面談の席で看護師の1人が、彼女の認知症は早期であり、まだまだしっかりしているところもあること、嘘をつかれていると感じているのでホームスタッフを信用していないこと、スタッフも今の状況は辛いこと、を訴えました。そこで私は、今後大森さんにホームで快適に過ごしていただくために事実をしっかりお話しして、隠し事や嘘のない誠実な関係になりたい旨を提案したところ、長男夫婦とチームの皆は同意してくれました。

その日の夕方、私は彼女の部屋を訪れ、入居してからの診察で早期の認知症であることがわかったこと、これ以上自宅での1人の生活は困難なこと、このホームを新しい自宅として、我々を新しい家族として一緒に暮らしていってほしいこと、を説明しました。最初はイライラしていた大森さんも最後には涙を流して「わかったわ、でも寂しいから時々は自宅に帰りたいわ」と納得してくれました。不思議なことにそれ以来、彼女の帰宅願望はほとんどなくなりました。最近では他の入居者のお世話やスタッフの手伝いを積極的にしてくれ、すっかりホームの主のような存在になっています。新しいスタッフに当時の様子を話しても信じてくれないほどの素敵なおばさまに戻っています。

認知症患者さんにどうやって接したらよいのでしょうか、私も時々聞かれることがありますが非常に難しい問題です。米国には何冊かの認知症ケアの指南書がありますが、どれも個人の経験や専門家の意見に基づく内容がほとんどで、臨床研究の結果はあまり出てきません。本当なら、Aというケアの方法とBというケアの方法を比べたら、Aを行った群の患者さんの笑顔が増えたり問題行動が減ったり、といった認知症ケアの臨床研究がもっと行われて、それらの結果に基づいて日々のケアが行われるべきなのでしょうが、それまでにはもう少し時間がかかりそうです。

私自身が認知症患者さんと接する際に大切にしていることがあります。それはたとえ認知症であっても人生の大先輩として、最大限の敬意を払うことです。意外かもしれませんが、これは「言うは易し、行うは難し」なのです。具体的には、認知症がない高齢患者さんに接する時と同様に、誠実に対応して決して嘘をつかないことです。実際の現場では、高齢患者さんが認知症であることや施設への転居が必要なこと、その他のその方にとって大事なことが、認知症があるという理由で伝えられていないか事実を歪めて伝えられていることが多いように思います。認知症といっても早期から中等症の患者さんはまだ理解できる部分が残っており、このように誠実さを欠いた姿勢で接していると患者さんだけでなく家族とも信頼関係を作りにくくなるのではと憂慮しています。

認知症の専門医や認知症ケアのエキスパートの方でも、混乱をはじめとする悪影響を与える可能性が高い場合は認知症患者さんに事実を伝えない方がよい、という見解を持っている方がおられるようです。私は特に認知症患者さんへの事実告知に関しては、臨床研究の結果云々にかかわらず、真摯《しんし》にそして誠実に対応して、厳しい現実でも事実を歪めないでお伝えするべきだと思います。このあたりのことは第十六章でもう一度議論します。

行動・心理症状の投薬治療

よく、認知症患者さんも目的があってある行動をしている、つまり行動・心理症状には必ず何がしかの理由があるはずだ、と言われますが、私もその意見には賛成です。徘徊する患者さんは何かを探していたり何かから逃げていたりといった目的があるかもしれませんし、不穏状態になる進行期の認知症患者さんは何か訴えていたり何かに怯えていたりするかもしれません。話すことができないので不穏という形で表現せざるをえないのです。

その行動・心理症状の原因が妄想や幻覚によって引き起こされている、つまり誰かが私を殺しにくるという妄想を抱いたり、気持ち悪い虫が背中を這っているという幻覚を感じたりして不穏状態になっているのであれば、それらの精神症状を軽減するために抗精神病薬を投与することで結果的に不穏は消失するかもしれません。いろんな不安があって、それらを処理しきれなくて不穏状態になっているのであれば抗不安薬で結果的に不穏状態が和らぐことはあるでしょう。

不穏状態だからといって、どうしてそうなっているのかを考えないで、不穏を鎮めるために闇雲に鎮静剤を投与するのは、臭い物に蓋をするような医療行為であり、極力控えるべきでしょう。昨今、認知症患者さんへの抗精神病薬の投与で半年後の死亡率が上がるという報告が続いて、欧米ではそれらの薬の使用にはかなり慎重になっています。日本ではそのような意識はまだ低いですが、現場でこのような薬の使用が必要な場面では、皆がそのことを理解して必要最小限にする努力をすべきだと思います（*Ann Intern Med.* 2007［PMID:17548409］）。

行動・心理症状にチームアプローチで取り組む

住基ネットワークのＩＤカードを作った後から自宅への電話の回数が減った飯田さん（92歳女性）ですが、最近また困ったことが発生しました。お風呂に全く入らなくなったのです。以前からお風呂嫌いでしたが、それでも1週間に1回は入っていました。最後に入浴したのはなんと3カ月前だということなのです。本人に聞いても「ちゃんと入っていますよ」の一点張りですが、足などを見ると垢がびっしり付いています。娘さんたちも協力的で先日彼女を箱根の温泉に連れて行ってくれたようですが、長女さんが疲れきった顔で「ダメでした。外出中ずっと『どこに連れて行くんだ〜警察を呼ぶぞ〜』と大騒ぎでとてもお風呂どころではありませんでした」と言う始末です。

どうしようかと皆で相談した結果、とりあえず往診のたびに足浴から始めてみようということとになりました。次回の往診時、介護士と一緒にお湯をはったバケツを持って飯田さんのお部屋へ伺いました。問診そして診察、「それでは最後に足の診察をしますから両足を出してください」。足の診察をした後に、「ついでに爪のお手入れもしちゃいましょう」。彼女はブツブツ文句を言っていましたが、結局足浴をすることができました。

その2週間後、再び介護士とお湯をはったバケツを持ってお部屋へ向かいました。「今日は胸とお腹をよく診察しますから服と下着を脱いでください」。またブツブツ文句を言っていましたが、診察の後、胸とお腹の清拭《せいしき》をすることができました。

またその2週間後、今度は看護師だけがお部屋を訪ね「今日はお風呂場で診察しますから一緒に来てください」。飯田さんは看護師に連れられてお風呂場にやってきました。「よく診察しますから服を脱いでください」。ひとしきり診察した後、思ったより抵抗なく洗い場へ連れて行くことができて、介護士3人掛かりで一気に丸洗いしました。スタッフは皆、歓喜の声をあげ、4カ月ぶりに入浴した飯田さんは一言「あ～さっぱりした。やっぱりお風呂はいいわ～」。

その後も間隔はすこし開きますが、定期的に入浴しているようです。

脳の機能は日常生活に直結していますので、認知症患者さんの生活にはいろいろな問題が出現してきます。特に飯田さんの電話攻撃や入浴拒否、大森さんの帰宅願望などのような行動・心理症状への対応は非常に困難です。患者さん本人、そして本人以上に周囲を困らせる行動・心理症状をいかにコントロールするかは、認知症診療・ケアの最も困難なところであり興味深いところです。

認知症患者さんのケアに定石はありません。その方のケアに関わる全ての職種が膝《ひざ》を突き合わせ、患者さんが認知症を持ちながらも残された時間をより良く生きることができるように愛情をもって知恵を振り絞る以外のすべはないと思います。そして困難な問題を皆で乗り越えた時の快感や満足感は、外科チームが困難な手術を成功させた時のそれと同等でしょう。

第六章　せん妄——脳の負荷試験

せん妄の特徴

弁護士で囲碁が得意だった小林先生（96歳男性）の認知症がまだ診断されていなかった頃の話です。高齢のわりにはしっかりしていて、いつも朗らかな小林先生を往診することは私にとって日々の楽しみの一つでした。

ある日、小林先生が風邪をひいたらしいと連絡があり、彼を往診しました。小林先生は普段と変わらない様子で軽度の咽頭痛（喉《のど》の痛み）と咳を訴えながらも「いやー先生、こんなことでお呼び立てしてすみません」と恐縮されていました。総合感冒薬と咳止めを処方し、少し体を休めるよう声をかけ部屋を出ました。

その日の夜中に看護師から電話がありました。小林先生の様子が変で、ベランダに出て何かを探していたとのことでしたが、しばらくして部屋に戻ったようです。次の日の朝、本人にそのことを問いただしても何も覚えていませんでした。

自宅で生活している高齢者が急病になって入院した時、全く人が変わったようにいつもは温厚な方が怒り出したり、周りに誰もいないのにブツブツと話し出したりと精神的に混乱した状態になることがありますが、これを「せん妄」と言います。夜間に出現することが多いので「夜間せん妄」とも呼ばれますが、日中でも出現します。

せん妄にはいくつかの特徴がありますが、それらを理解している医療者がそれほど多くないこともあり、せん妄の社会的な認知は遅れています。せん妄は精神の混乱状態ですが、突然出現しその症状が時間とともに変化します。すなわち5分前はせん妄状態だったが、今は正常な精神状態で5分後にまたせん妄状態になるということがよくありますので、継続的あるいは短時間に何回もの観察をしないと見逃すことがあります。病院でも、継続的に観察している看護師が患者さんの様子がおかしいと言っていて、1日に1回の医師の診察時に患者さんの精神状態がたまたま正常だった場合、見解の齟齬《そご》が生じます。せん妄の大きな特徴のもう一つは注意散漫です。話をしようとしても視線が合わなかったり、話の途中で他を向いてしまったり、会話への集中が途切れてしまうので話が続きません。

他にも一時的に脳の機能が低下して傾眠（いつもウトウトしている）状態になったり、今はいつなのか、ここはどこなのかがわからなくなる見当識の障害が出現します。また間違った考えを思い込む妄想や、見えないものや聞こえないものが見えたり聞こえたりする幻覚といった、よく統合失調症に見られるような精神症状が現れることもあります。

せん妄と認知症の区別は難しく、時に混乱します。単純に言えば、長い経過でゆっくりと進む慢性の病気である認知症に対して、せん妄は速い経過で激しく症状の変動を繰り返す急性の病気だと定義できますが、せん妄を見慣れた医師でも、病歴や以前の状態を知らないとその診断は困難なことがあります（*N Engl J Med.* 2006［PMID:16540616］）。

せん妄の原因と予防

前述の小林先生の精神状態の変化はせん妄が強く疑われます。看護師によると、その時の小林先生は普段と違ってたいへん怒りっぽくなっていて話が通じにくかったようですが、どうやら囲碁の免状を誰かに盗まれたと言ってベランダを探していたようです。前日に処方した総合感冒薬の中の成分がせん妄を引き起こしたのだと思われたので、その薬を中止しました。

その半年後ぐらいに、今度は肺炎を起こして近くの病院に入院しました。翌日お見舞いにいった時には、酸素投与や点滴、膀胱留置カテーテルなどの処置が行われ、安全確保のため手足が固定されたいわゆる抑制状態になっている小林先生がベッドに横たわっていました。病院の看護師によると、昨夜から精神状態が変化して落ち着きがなく、体に付いている酸素チューブや点滴ライン、尿路カテーテルを全て取り外そうとしたそうです。普段は愛敬のある顔で「大蔵先生、大蔵先生」と言ってくれる小林先生が不機嫌そうな表情で私の顔を覗き込んで言いました。「あんた誰や」。

せん妄の原因は現在のところ解明されていませんが、やはり他の老年症候群と同様、高リスク状態に何らかの引き金因子が加わることで発症すると考えられています。高リスク状態の原因としては「高齢であること」と「脳の機能低下があること（まだ認知症になっていない軽度の低下も含まれます）」がビッグ2で、その他に多くの持病や服用薬、抑うつ状態、視力や聴力障害、日常生活動作に介助を要している状態などがあります。つまり「虚弱高齢者であること」がせん妄発症の高リスク状態そのものであり、そのリスクを減らすには服用薬を整理したり視力や聴力を矯正したりといった限られた方法しかないという現実があります（*N Engl J Med.* 2006［PMID:16540616］）。

引き金因子としては、せん妄を起こしやすい薬や感染症、貧血、脱水、うっ血性心不全、ミネラル異常など急病に伴うものもありますが、なんといっても大きいのは入院するという環境の変化や身体に付けられた様々なチューブでしょう。

入院してせん妄状態になった高齢患者さんに関しては、普段頭はしっかりしていると思われてもせん妄から完全に回復した後に認知症の検査を行うべきです。急病や入院などの引き金因子が加わってせん妄になったということは、もともと認知機能低下や認知症があった可能性が高いからです。逆にある程度の引き金因子が加わってもせん妄を発症しない高齢患者さんは元々のせん妄発症のリスクが低いと考えられます。引き金因子（脳へのストレス）が加わってせん妄を発症するかしないか、まるで脳のストレス（負荷）試験のように思えます。

入院後のせん妄を予防する試みとして、ボランティアがベッドサイドを訪問し患者さんと話をしたり、軽い運動を行ったり、睡眠が十分とれるように環境整備をしたりといった総合的な予防プログラムが成果をあげているようです（*J Am Geriatr Soc.* 2000［PMID:11129764］）。

病院外での医療

高齢の認知症患者さんが急病にかかって入院した場合、高率でせん妄が発症してきますが、それによって治療に必要な酸素マスクをはずしたり、点滴の針を抜くようなことになれば危険な状態になりますし、もうろう状態で立ち上がろうとベッドから転落したり、歩いて転倒する症例報告は後を絶ちません。また、せん妄が発症したことにより、入院の原因となった病気の治療に時間がかかり、ベッド臥床の時間が長くなって虚弱化が進むことも問題です。せん妄を起こしたことで、元々の認知症が悪くなったり、その後の死亡率が上昇するというデータもあります。最近ではせん妄以外にも高齢者が入院することによって生じる問題がいろいろ指摘されていますので注意が必要です（詳細は第十八章で説明します。*JAMA.* 2011［PMID:22028354］）。

私は老人ホームの高齢患者さんが肺炎や心不全を起こした時に、病院へ搬送すべきか、ここ

（ホーム）で治療できないだろうか、と毎回相当悩みます。入院してせん妄を起こしたら治療どころではなくなりますし、臥床期間が長くなるとそれだけでかなり弱ってしまうからです。だからと言って病院へ搬送しないで治療するというのも、自宅や老人ホームには病院のような設備や医療体制がないので治療がうまくいかない危険が伴います。

時々、過去の入院中にせん妄を起こしたことがある高齢患者さんの家族から、「（病院ではないという）リスクを十分理解していますから、なんとかここ（ホーム）で治療していただけませんか」とお願いされることがあります。私としては入院加療による弊害が生じそうな高齢患者さんに関しては、医療機関と患者さん本人（家族）、老人ホームの3者（在宅医療であれば医療機関と患者さん本人〔家族〕の2者）が治療方針において意見が一致すれば、積極的に病院外で治療を試みる選択肢はあってもよいと思っています。経験上もホームや自宅で治療した時の方がせん妄を起こさずに、あるいは起こしても比較的軽症ですむ印象があるからです。人口の超高齢化が進むなか、高齢者のせん妄に関する社会の認知がさらに広まることを願っています。

第七章　老年期うつ――実は知られざる国民老年病

高齢者の気持ち

ある日、老人ホームに居住している81歳の女性、原さんの診察を依頼されました。前医からの診療情報提供書には気管支喘息《ぜんそく》と高血圧、脂質異常症、慢性腰痛症が傷病名として記載されていました。ホームのスタッフによると、彼女はいつも物静かで動作も緩慢ですが、身の回りのことは一応自分でできており、要支援2の介護認定（**図表11**）を受けていました。身元保証人の妹さんが、20年ほど前に一人息子を病気で亡くした時の原さんのショック状態や、3年前に最愛の夫と死別してからの様子を詳しく話してくれました。

私は幼少時、学校の先生から、「人は年をとるとともに老いを自然なものとして受け入れ、豊かな気持ちで老後を楽しく過ごし、家族や友人に惜しまれてあの世へ旅立っていく」と教わり、ずっとそうなのだろうと思っていました。しかし実際に老年科医として日々、多くの高齢

要支援１	要介護認定等基準時間が25分以上32分未満又はこれに相当すると認められる状態
要支援２ 要介護１	要介護認定等基準時間が32分以上50分未満又はこれに相当すると認められる状態
要介護２	要介護認定等基準時間が50分以上70分未満又はこれに相当すると認められる状態
要介護３	要介護認定等基準時間が70分以上90分未満又はこれに相当すると認められる状態
要介護４	要介護認定等基準時間が90分以上110分未満又はこれに相当すると認められる状態
要介護５	要介護認定等基準時間が110分以上又はこれに相当すると認められる状態

図表11　要介護度は介護に要する時間をもとに認定される
要介護認定等基準時間とは、直接生活介助、間接生活介助、BPSD（認知症の行動・心理症状。Behavioral and Psychological Symptoms of Dementia）関連行為、機能訓練関連行為、医療関連行為の５分野について推計された介護の必要時間
出所：厚生労働省のウェブサイト　http://www.mhlw.go.jp/topics/kaigo/nintei/gaiyo2.html

患者さんに接していると、そのような人はほんの一握りで、多くの方が老いを嘆き、孤独や差別、経済難に悩み、近づいてくる死への不安を抱いて日々過ごしていることを知りました。あの時の先生は今頃おそらく80歳ぐらいですが、ご自身の老いについてどのように感じているのか聞いてみたいものです。

２０１０年３月に98歳の柴田トヨさんが『くじけないで』という詩集を出版しミリオンセラーになりました。社会の高齢化にともない多くの元気な高齢者が増えてきたことと、インターネットなどのメディアの発達で

その人たちの声が外に出るようになったことで、もしかしたら社会の高齢者に対する興味が増してきたのかもしれません。私は彼女の詩集を読んで、今まであまり聞いたことのない超高齢者の気持ちに接して凄く新鮮な気分になりました。超高齢者も我々とあまり変わらない感性を持っていて、嬉しい、悲しい、悔しい、などの気持ちは同じなのだ。冷静に考えれば当たり前のことですが、なぜか新鮮な感じがしました。また彼女の「風は／困った顔をして／すーっと帰って行った」や「目は　人の心を／見ぬけるし／耳は　風の囁《ささや》きが／よく聞こえる」などの表現から、年をとると目や耳、舌、鼻などの感覚器の老化現象によって視覚や聴覚、味覚、嗅覚などの感覚は低下して（鈍くなって）いきますが、その一方で、年をとればとるほど風の匂いや柔らかさ、人からの空気や温かさ、といった単純な五感を超えた感覚（第六感とでもいうのでしょうか）は研ぎすまされていくのではないかとも思いました。時々、医療者や介護者を選り好みする高齢患者さんがいますが、我々の外観や言葉などからだけでなく、手の平から、人全体から発せられる温かさや空気を鋭く感じ取っているのかもしれません。柴田さんの「偽《いつわ》りのやさしさを／食べた時は／吐いてしまった」の表現のように。

老年期うつ

高齢患者さんの生活に密着している者として、彼らに最も多い健康問題の一つで、生活の質（ＱＯＬ）に非常に大きな影響を与えるものは抑うつ症状だと感じています。高齢者でなくとも抑うつ症状があると何をやっても楽しくない灰色の毎日となりますから、経験のある方ならおわかりになるでしょう。

欧米でも抑うつ症状に悩まされている高齢患者さんは多く、老年期うつ（late-life depression/geriatric depression）と呼ばれ、その特徴から若年者のうつ病とは区別されています。老年期うつは若年者のうつ病と同様、その原因や発症機序（発病の仕組み）に不明な点が多いのですが、遺伝などの先天的要因よりも環境や経験などの後天的要因が大きく影響すると考えられています。現在のところ、老いの自覚や病気への罹患、仕事からの引退（定年）、身内や友人との死別、経済難などの心理的・社会的ストレスと、セロトニンやドーパミンなどの脳内ホルモンのバランスの変化といった身体的変化が複雑に絡み合って発症するとの説が最も有力視されています（*Mayo Clin Proc.* 2003［PMID:14601704］, *N Engl J Med.* 2007［PMID:18046030］）。

老年期うつにも総合的な視点を

愛する夫や息子さんを亡くしてから抑うつ状態が続いている原さん（81歳女性）の薄暗い部屋に入っていくと、壁に手作りの人形がたくさん飾られているのに気付き、少し怖い気分になりました。奥へ入っていくと原さんと思われる小太りの高齢女性がベッド上にうつむいたまま腰掛けていました。話しかけても表情を変えず、質問には視線を合わせることなく低い声でぼそぼそと答えてくれました。ホーム職員によると、昼夜問わず食事時以外は自室に閉じこもり、ベッドに横になっていたり、時々腰掛けてテレビを見ていることが多いとのことでした。外出もせずほとんど施設内で生活していますが、身の回りのことはなんとか自分でできるそうです。気管支喘息は普段は問題ありませんが、風邪を引いた時に軽い発作が出る程度のものです。老年期うつ尺度にて多くの抑うつ症状を認め、ミニメンタルステート検査では軽度ですが認知機能の低下がありました。過去に転んだことはないらしいのですが、歩行はかなり不安定でした。夜間は2時間ごとにトイレに起きるようです。

一般的にうつ病の診断も認知症と同様、米国精神医学会が出している診断基準（DSM）を用いて行われます。これは抑うつ気分や興味の喪失、食欲低下など9つの症状の中から5つ以上が当てはまり、かつそれらが2週間以上続いていればうつ病と診断する、といった簡便な基準であり世界中で使われています。

ただ若年者では確認が容易な9つの症状の有無ですが、高齢者では困難な場合があります。例えば罪過があると信じ自分を責めたくなる罪責感や死にたいと思う気持ちの自殺念慮は、コミュニケーションが難しかったり認知機能に問題がある高齢者では評価が難しく、それほど実用的ではありません。また高齢者の場合、典型的なうつ病の精神症状よりもむしろパニック発作などを起こす不安症状や心の問題が身体の症状として出現する身体化症状、認知症症状、夜間の頻尿、身の回りのことができなくなる（しなくなる）日常生活動作（ADL）の障害などの特有の症状が出ることが多いのです。精神科医の友人は「うつ病」の概念が広がりすぎていると困惑していましたが、最近では「老年期うつ」は若年者の「うつ病」とは違う病気として考える必要があるという論調が主流となっています。

以上の理由から老年期うつを正しく診断するためには、患者さん本人の話を聞くだけではなく持病や老年症候群の有無を考慮し、日常生活動作の障害度や生活の様子を観察あるいは家族から聴取するといった包括的な情報収集が必要なのです。また老年期うつは生活の質（QOL）や生活習慣病を管理する能力、栄養状態の低下や転倒や死亡率の増加などとの強い関連が指摘されていますので、早期発見と早期治療の重要性は強調してもしきれません（*N Engl J Med.* 2007［PMID:18046030］）。

うつ病の治療薬

従来からうつ病はセロトニンやノルアドレナリンなどの脳内ホルモンのバランスの乱れが原因と考えられ、治療薬もそのバランスを調節するような薬が開発され使われてきました。ただ旧来の薬は、効果は強いものの副作用も多いので医師や患者に敬遠されることが多く、十分にうつ病を治療することができませんでした。副作用はこれらの薬が本来の目的であるセロトニンやノルアドレナリンを増加させる以外に、アセチルコリンという別のホルモンを減らすことで脈が速くなり、口渇《こうかつ》や便秘になる抗コリン作用が出現することでした。

２０００年に入って選択的セロトニン再取り込み阻害薬（Selective Serotonin Reuptake Inhibitor：ＳＳＲＩ）というアセチルコリンへの影響が少ない（副作用が少ない）薬が出現して、現在はうつ病治療の中心となっています。この流れを受けて我々医師も、以前はためらっていた軽症のうつ病や老年期うつの患者さんへの薬物治療を積極的にお勧めできるようになりました。

「○○さんの気分の変動や気力の低下は、加齢やストレスによる脳内ホルモンバランスの乱れが原因で、精神的な弱さからではないのですよ。最近のホルモンバランスを整える薬は以前と違って副作用は少ないので試してみませんか」。このように説明すると、老年期うつの治療に対する抵抗が緩和され服用に興味を持ってくれることが多いように思います。

うつ病の治療で重要なことは治療に時間がかかることです。通常抗うつ薬を服用し始めて約1カ月後から効果が出始め、最大効果を呈するのは2－3カ月後と言われていて、このことは特に老年期うつでは注意が必要です。高齢患者さんは若年患者さんと比較して短期間に体重や体力が低下し、病気にかかりやすくなり日常生活動作ができなくなりますから、治療を急がなくてはいけない場合には効果がすぐに出る電気痙攣《けいれん》療法などの適応となりますので、早めに医師に相談してください。

日米のうつ病に対する意識の違い

日米両国の医療を見て思うことは、日本の社会は「うつ病」や「抗うつ薬」などの言葉に非常に抵抗が強いということです。米国では高齢患者さんにうつの診断をすると、たいてい喜んで「そうだったのか、それでこんなに辛いのか……ぜひ薬を処方してくれ」とほとんど抵抗なく受け入れてくれるのに対して、日本ではうつ病と診断されること自体が不名誉の証《あかし》みたいに思われている感があります。

多民族国家で個性が認められる米国と、均一な社会で他人と違うことが許されにくい日本との違いかもしれませんし、精神病の歴史的なイメージも影響しているのでしょう。概して日本の患者さんはうつ病の診断をつけられることを嫌いますし、ましてや抗うつ薬を服用することなんて考えたくない方が多いように思います。ただこういった意識や態度自体がうつの症状である場合も少なくありません。説明の仕方を間違えると場合によっては拒絶反応を起こしますから、高齢患者さんにうつ病の診断をしたり、抗うつ薬を処方する時にはとても気を遣います。

高齢者の心の問題に国家的戦略を

原さん（81歳女性）の老年期うつを診断し、パキシル®という抗うつ剤の投与を開始しました。また多職種のスタッフとミーティングを行い、皆で原さんを散歩やイベントへ誘い、できるだけ頻繁に彼女の部屋を訪れることを話し合いました。約1カ月経ったあたりから徐々に原さんの表情が明るくなり、質問への返答が早く、身体の動きが機敏になるのが目に見えてわかりました。散歩や体操に参加し始め、ヘアサロンへも行くようになりました。ある日、「これ先生へ……」と手渡された袋を覗いてみると、5年ぶりに作ったという人形が入っていました。私がどんなに嬉しかったか想像してみてください。

定義や診断の難しさからか老年期うつの頻度や治療実態などのデータは乏しいのですが、私は医療現場や地域には、抑うつ症状に悩まされているけれど適切な治療で良くなる高齢患者さんが、まだまだたくさんいるという印象を持っています。医師を含めた医療者だけではなく、一般社会での老年期うつの認知を広めて、患者さん本人や家族が早めに症状に気付き、医療機関を受診できるようになればと思います。

日本にはもともと高齢者が老いの嘆きや死への不安、孤独の寂しさを表出しにくい文化的背景があって、それに加えて昨今の核家族化に伴う世代間のコミュニケーション減少で、さらに高齢者の社会的孤立が強まっている傾向があります。医療現場でも診察時間が短い、診察時のプライバシーがない、などの理由や、臓器別に発展してきた医学の歴史的な理由からか医療界全体の高齢者の心の問題への関心は低く、欧米と比べて、老年精神医学の発展と普及は遅れています。

ただ日本の高齢者が、世界トップクラスの長い老後をより楽しく安心して過ごすためには、老年期うつの診断と治療の普及といった対症療法だけでは不十分で、社会が今まで気にとめなかった、または誤解してきた「高齢者の心」に真摯《しんし》に向き合い、教育や医療、年金、定年制度などの社会的施策を通じて高齢者の日々の苦悩を軽減する新たな社会作りが必要だと思います。

第八章　転倒——老年ジレンマ

「転倒」の専門家がいる

87歳女性の今井さんが名古屋の自宅を引き払い一人息子のいる東京の老人ホームに引っ越してきました。変形性膝関節症《しつかんせつしょう》を患い、時に左膝《ひざ》の腫れや痛みを訴えていましたが、最近買ったという杖はほとんど使用していませんでした。転居して2カ月ほどたった頃、自室でトイレへの移動中にバランスを崩して転倒し左腰部を痛打しました。幸いにも骨折はしませんでしたが、打撲症でその後数週間は痛みが残りました。

日頃、虚弱な高齢患者さんの診療を行っていると、転倒ほど日常的に遭遇し、患者さんの心身へのダメージが強く、受診や検査などの医療を利用する健康上のイベントはないことに気付きます。米国で老年医学を研修し始めて間もなく、「転倒」の専門家がいることを知って思わず噴き出しそうになりましたが、研修が進むにつれて転倒への理解が深まり、それが高齢患者さんにとっていかに重大なものであるかを知り、研修初期に「たかが」転倒と思っていたことを恥ずかしく思いました。また米国ではすでに重要視されていた高齢者の転倒が、世界一の超高齢社会である日本でそれほど注目されていなかったことに驚きました。

米国には転倒の専門家集団があり、彼らは米国加齢研究所（National Institute on Aging）から継続的に多額の研究資金を助成され、運動生理学者や神経心理学者、理学・作業療法士などと共同して精力的に研究を行っていました。

日本にはほとんどない高齢者の転倒のデータですが、欧米からの報告では、65歳以上の高齢者の3割以上が転倒を経験し、そのうち1割が骨折や脳挫傷などの重篤な外傷を受けたそうです。特に自宅で生活している高齢者にとって、転倒は外傷の有無にかかわらず、老人ホーム入所の最大の危険因子（原因）だそうです（*JAMA*. 2010［PMID:20085954］）。

転倒も老年症候群の一つ

老年症候群は、加齢による体の老化や病気、精神的ストレスが複雑に絡み合って出現する高齢者特有の病態であり、慢性めまい症やせん妄、尿失禁などと同様に、転倒もその一つとして数えられています。意外かもしれませんが、その理由を次に説明します。

私たちが普段何気なく行っている歩行や移動には、実に多くの身体システムが関わっています。それらのなかには外部の情報を視覚としてとらえる目やバランス感覚を司っている前庭《ぜんてい》

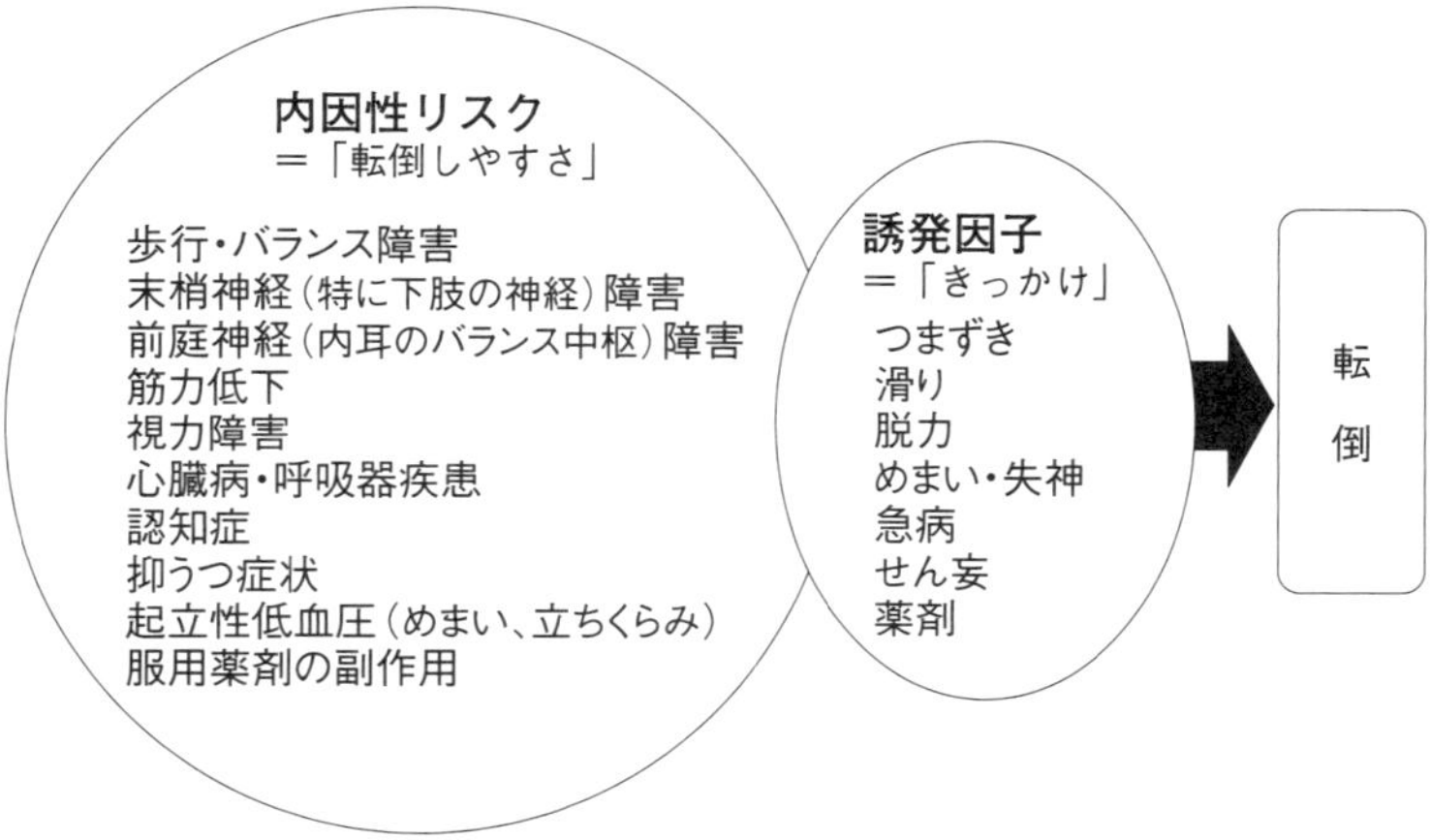

図表12　転倒の機序（ルーベンスタイン医師の仮説）
出所：*Med Clin North Am.* 2006 より改変

（内耳という耳の奥の器官の一部）、体の位置や傾きを感知する深部感覚器（関節や筋肉、腱《けん》の中に存在）をはじめとする感覚器（受容器）ばかりでなく、それら感覚器から受けた情報を解析する中枢神経系（脳のこと）、感覚器から受けた情報や中枢からの指令を伝達する末梢神経（体中に張り巡らされている）、中枢から出て伝達されてきた指令を遂行する関節や筋肉、骨など（運動器（効果器））があり、非常に複雑な構造になっています。この複雑なシステムは当然のことながら加齢による老化の影響を受け、病気や薬でさらに症状は重篤に、そして複数の箇所に障害が出ることがあります。

　多岐にわたる内因性リスクに誘発因子が加わって転倒が発生するという仮説（**図表**

12）は、ルーベンスタイン医師らによって提唱されました。つまりこの内因性リスクの蓄積こそが、若年者にはない高齢者の「転倒しやすさ」の主体であり、そのほとんどが「高齢である」ことと関係が深いことを理解いただけるでしょう（*Med Clin North Am.* 2006［PMID:16962843］）。

さらに特筆すべきは、転倒の危険因子には老年期うつや認知症などの老年症候群だけでなく、うっ血性心不全や慢性呼吸器病、糖尿病などの慢性疾患（持病）も含まれていることです。もっとも病気そのものの影響以上に、それらの病気に対して服用している薬の副作用が転倒とより関係している可能性もあります。睡眠薬や精神安定薬、抗うつ薬、抗痙攣《けいれん》薬、降圧薬、筋弛緩薬などは転倒と深く関連する薬として、その多くが高齢者に対して処方を避けた方が望ましい薬のリストに掲載されています（*J Am Geriatr Soc.* 2012［PMID:22376048］）。

転倒外来＝老化外来

老人ホームのスタッフによると、名古屋から転居してきた今井さん（87歳女性）は最近元気がないそうです。食事以外は自室に閉じこもっていることが多く、食事量も減っているらしいのです。そういえば往診時に、「なかなかここの雰囲気になじめない……」と嘆いていたことを思い出しました。やはり名古屋から引っ越してきたことによる適応障害でしょうか。

今井さんはメガネを着用していますが、聴力は保たれていて会話は普通にできます。身の回りのことも自分でできていて、時には散歩に出かけ近所であれば買い物もしています。認知機能を評価するミニメンタルステート検査では30点中30点満点でしたが、老年期うつ尺度は15点中7点と少し抑うつ症状があるようでした。歩行は、やや前屈し腕の振りが小さく歩幅も小さいのですが、比較的安定しているように見えました。そんな折、名古屋の自宅で転倒し、それが老人ホームへの転居の理由であることを今井さん自身から告白されました。

私が留学していたミシガン大学老年医学センターでは転倒を繰り返す高齢患者さんが受診する「転倒外来」なるものがあって、そこでの研修は非常にハードだったのをよく憶えています。限られた時間のなかで、通常の医学的な診察に加えて、左右の脚の長さをはかり、目や耳、関節や末梢神経などの診察をして、認知機能や感情・気分の評価を行うといった包括的かつ詳細なアセスメントを求められたのです。

私はこの研修を通して、転倒は究極の老年症候群であり、その評価とはすなわち人間の老化そのものの評価であることを実感しました。評価を通じて発見した転倒の危険因子には介入が不可能なものも多いのですが、介入可能なもの、例えば視力や聴力の矯正、服用薬物の整理、環境整備などを積極的に行うことは重要であると教わりました。

現在、世界中で様々な転倒防止策の評価が盛んに行われています（*Ann Intern Med.* 2010 [PMID:21173416]）。ある種の特別なリハビリプログラムやビタミンDに転倒防止効果がありそうだとの報告がありますが、私は少し懐疑的です。**図表12**にありますように、転倒は「高齢である」ことに関連した多くの因子が積み重なって起こる老年症候群ですので、視力を矯正することや足腰を強くする、薬を服用するといった単一の介入で転倒を防止できるとは考えにくいからです。

日本の経済は、日本国内の事情のみでなく国外の多くの要素もからんでいますので、複雑系をそなえているという言われ方をします。日本銀行の金融緩和政策という単一介入が日本経済に与える影響が小さいのもこういった理由からで、多くの経済評論家は複数の介入を同時に行う必要を唱えています。

老年症候群にも日本経済と同様の複雑系があると考えると、単一介入よりも複数介入の方が効果的だと思われます。これまでのところ多くの職種が関わった総合的な転倒防止プログラムが試みられてきていて、効果を上げているケースもあるようですが、それらは施設によって人も内容も異なり、それにより効果もばらついているようなので、これらのプログラムの質をいかに標準化するかが直近の課題です。

一番難しいのは認知症を持つ虚弱な高齢患者さんたちで、こういった人たちへの有効な介入法は全く見つかっていません。絶望的な気分になりますが、冷静に考えれば転倒リスクや転倒防止がいかに認知機能と深い関係があるかということなのでしょう（*JAMA*. 2010［PMID: 20085954］）。

老いの象徴

やや抑うつ傾向のあった今井さん（87歳女性）に視力の矯正と膝の関節炎の治療をお勧めしました。またリハビリスタッフと相談して、彼女にシルバーカーの使用を説得しました。今井さんは「恥ずかしいけど、外を散歩したいから……」とカタログを見て花柄模様のついているワイン色のシルバーカーを選びました。後日、ホーム近くの桜並木をお友達と楽しそうに歩いている彼女を見かけ、私はなんだか嬉しい気分になりました。

高齢者の転倒しやすさは次の二つの質問でおおよそわかるそうです（*JAMA*. 2007［PMID: 17200478］）。

1、過去1年間に転倒の既往があるか

2、歩行やバランスに問題があるか

どちらかにでも該当する場合は転倒のリスクが高いので、杖やシルバーカーなどの歩行補助具の使用を検討すべきです。それでも多くの方は、いくら転倒の危険やそのダメージの大きさを説明しても「まだ大丈夫」「年寄りくさく見えるから……」と杖や歩行器の使用には消極的です。やはり人間には「いつまでも機能的に自立していたい」という願望があり、多くの高齢患者さんは歩行補助具を使うことを「体が老化し、もはや自立できない」ことの象徴であると思うようです。それでも「○○さんは杖を使うと背筋が伸び、より安定して若々しく見えますよ」とか、「一緒にカタログを見ておしゃれな歩行器を購入しましょう」といった言葉をかけると、前向きに考えてくれる方がいらっしゃいます。

高齢者のなかには転倒後に抑うつ症状を呈したり精神的に混乱した状態（せん妄）になったりする人もいて、転倒が身体的のみならず精神的にも大きなダメージを与えることがわかります。日々自身の「老い」を感じている高齢患者さんたちですが、そのなかでも転倒ほど自身の虚弱化を実感させられるイベントはないのでしょう。特に初めて転倒を経験された方への、心理面での特別な配慮が必要なように思います。

転倒しないため、転倒リスクを下げるために歩行補助具を導入し自立歩行をあきらめるのか、安全を犠牲にして（転倒のリスクを受け入れて）自立欲求を尊重するのか……。老年期での転倒による心身のダメージや「安全 vs. 自立のジレンマ」は、人間が2本足で直立歩行できるという他の動物にはない恩恵にあずかっている故の宿命であり、逃れることはできないのかもしれません。そしてもし「転倒しやすさとは老いそのものである」の命題が正しければ、今後も転倒を完全に予防できる魔法の杖はどこにも見つからないでしょう。

第九章　慢性めまい症——他科受診の旅

加齢性身体変化とめまい

近所に住む82歳女性の北沢さんが、長年悩まされているめまいを訴えて私の外来を受診しました。もともと高血圧と膝《ひざ》、股関節の関節炎、便秘症で近くの内科クリニックに通院しており、最近増強して来ためまいを訴えたところ耳鼻科の受診を勧められました。耳鼻科では年齢相応の感音性聴力と平衡感覚の低下を認めた以外に問題はなく、神経修復剤であるメチコバール®と神経代謝を活性化するアデホス®を処方されました。診察の終わりに、もしこれで良くならなかったらと神経内科の受診を勧められました。

神経内科の診察では軽度の下肢筋力の低下を認めたのみで、MRI検査ではほとんどの高齢者に存在する、年齢相応の脳萎縮（脳が縮んでいく変化）と脳室周囲の慢性虚血性変化（脳内にある空間周囲の血流が減少していることを示す変化）の所見があったのみでした。抗めまい薬のセファドール®と制吐剤のプリンペラン®を処方されました。神経内科で紹介された心療内科を受診したところ、老年期うつを診断され、抗うつ剤のパキシル®と精神安定剤のデパス®を処方されました。

普段は全く感じない人に突然出現するめまいを急性めまい症、出現頻度の多少や程度の強弱はありますが日常的によくめまいを感じる人のものを慢性めまい症と言います。急性めまい症は老若男女問わず出現しますが、慢性めまい症は高齢者に多い健康問題です。欧米の調査では、高齢者の3－4人に1人が日常的にめまいを感じている、という報告がありますし、私の患者さんでも多くの方が訴えています。高齢患者さんの特に日々感じているようなめまいそれ自体は、通常重篤な病気との関連性は低く命に別状はないのですが、めまいが原因で転倒したり、外出できなくなったり、身の回りのことができなくなって老人ホームに入所するなど生活の質（QOL）に悪影響を与えることが多く、問題となります。

医学部の学生時代、病気のことを勉強する前に生理学という人体の正常な機能について学ぶ機会があります。そこでは、我々が普段なんとなく自然にやっている姿勢の保持の仕組みが実は非常に複雑であることを学びます。前庭（内耳にあり平衡感覚を感知する器官）や視覚、深部感覚、触覚、聴覚などの感覚器（受容器）から受け取った神経刺激を感覚神経が中枢処理部に運び、運動神経を通して運動器（効果器）である筋肉や関節を働かせ、多くの筋肉のバランスをとって姿勢を保っているのです。加齢性変化や病気によってこの精巧な機構のいろいろな部分に乱れが生じてめまいが起こるのは想像に難くありません。

老年症候群としての慢性めまい症

患者さんが何かの症状を訴えて受診した時、医師はその症状をきたしうる病気をいくつか頭に思い浮かべながら診察をしますが、そのいくつかの病気のことを鑑別疾患と言います。一般的に経験や知識の多い医師ほど頭に思い浮かべる鑑別疾患は多くなる傾向にあります。

例えば胸の痛みを訴えてきた患者さんを診たとすると、その痛みは心臓や食道、筋肉、肺からの由来なのか、心臓であれば心筋梗塞か、狭心症か、心筋炎か、といったように多くの鑑別疾患を思い浮かべます。またその後の、より可能性の高い病気を絞り込んでいく作業を鑑別診断と言います。

なぜこんな話をするかというと、めまい診療でも鑑別診断が大事だからです。めまいは病気ではなく患者さんが訴える症状なので、医師にはその原因となる病気を探し当てて適切に治療することが求められます。

研修医時代にはめまいの鑑別疾患として、脳卒中や脳腫瘍などの脳の病気（これを中枢性めまいと言います）、前庭神経炎やメニエル病などの耳の病気（末梢性めまいと呼んでいます）、最後に心理的ストレスや不安症状などの心の病気（心因性めまい）の3つの大きなカテゴリーがあることを学びました。したがってめまいの患者さんを診た時には原因が頭にあるのか耳に

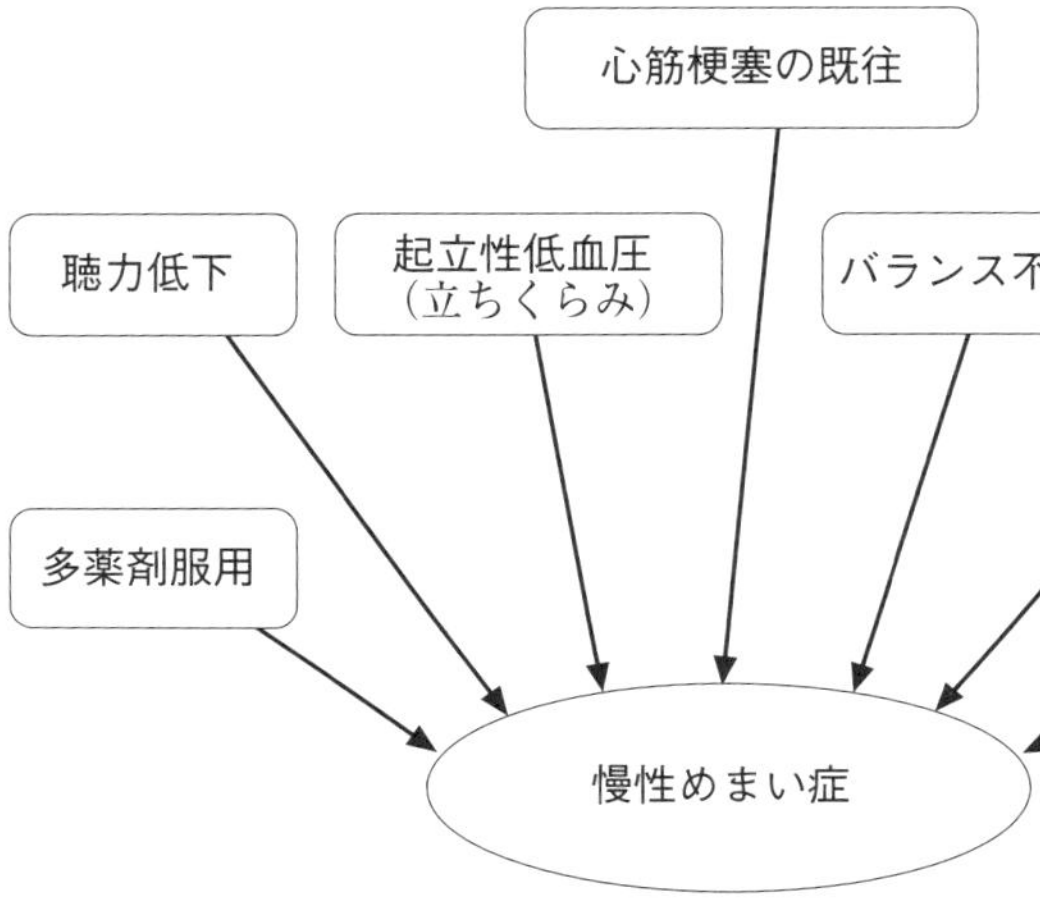

図表13　老年症候群としての慢性めまい症（ティネッティの研究結果から）
出所：*Ann Intern Med.* 2000をもとに筆者が作成

あるのか、あるいは心の問題かといった具合に診察していくのです。

しかし私は臨床経験を積んでいくうちに、この責任臓器を見つける鑑別診断の方法が若年患者さんの診察にはうまく働くが、高齢者の慢性めまい症の診断にはしっくりこないことに気付きました。高齢者は全ての臓器に加齢性変化が来ており、かつ持病があったりすると、めまいの責任臓器は絞りにくくなりますし、実際には複数の原因が関与していることもありえます。

転倒研究の泰斗である米国イェール大学のティネッティ医師らは、慢性めまい症の危険因子として不安やうつ、聴力低下、多薬剤服用、起立性低血圧（立ちくらみ）、バランス不良、心筋梗塞の既往などを挙げ、高齢者のめまいは加齢に伴う多くの要素が複雑に絡み合って出現する老年症候群と考えるべきであることを提唱していて（**図表13**）、私は彼女たちの研究結果を見て目から鱗《うろこ》が落ちるような衝撃を受けました（*Ann Intern Med.* 2000［PMID:10691583］）。

慢性めまい症の診療

近所に住み、めまいを訴えて私の外来を受診してきた北沢さん（82歳女性）は、認知症を持つ夫と同居していました。夫は同じ質問を繰り返したり、入浴中に排泄するなどの症状があったため、彼女の精神的ストレスはかなり大きいようでした。めまいは起床時によく出現し、立位時や歩行時に悪化し、それを「頭のふらつきやゆらゆら揺れる感じ」と表現していました。歩行は膝と股関節の関節炎のために不安定で、杖を使用していますが転倒の既往はないそうです。もともと高血圧や関節症、便秘に対して数種類の薬剤を服用しており、最近加えられたパキシル®やデパス®、セファドール®、アデホス®などをあわせると、服用薬は合計12種類にもなりました。

高齢者に多い慢性めまい症を加齢に伴う多くの要素が複雑に絡み合って出現する老年症候群であると考えると、あまり躍起になって脳や耳、心といった責任臓器を特定したり、病名を当てにいくとポイントを外す可能性が高くなります。まずは患者さん本人や家族の話をよく聞いて、次の4つのカテゴリーのどれに入るかを考えるのがアプローチの第一歩です。

1、回転性めまい（vertigo）

2、失神前状態（presyncope）

3、平衡感覚異常（disequilibrium）

4、頭のふらつき、浮動感（lightheadedness/nonspecific dizziness）

1の回転性めまいは周りが回転したり自分が回転しているように感じるめまいで、脳卒中が原因となりうる場合もあるので他のめまいよりも少し心配する必要があります。普段感じたことのない回転性のめまいが突然出現し、起き上がれず嘔吐しているような場合には、医師は頭部のCTやMRI検査を行うことが多いかと思います。高齢者はいろいろな臓器の加齢性変化から常にめまいを起こしやすい状態にありますので、小さな脳梗塞が引き金になることもあります。

前庭神経炎やメニエル病などの耳の病気でも回転性めまいを起こしますが、これらの病気は特別な治療を行わなくても数日から数週間でめまいは軽減し消失していくことが多いです。メニエル病はめまい発作を繰り返します。めまいが出現している期間は特に転倒に注意したいものです。

2の失神前状態はスーッと気が遠くなっていくような感覚ですが、実際に気を失うまでは行かない立ちくらみに似た状態です。これは一時的に血圧が下がって脳の血流が減少した時に出現することが多いです。不整脈や脱水状態が原因のこともありますが、高血圧やパーキンソン病、前立腺肥大の薬でこういった副作用をきたすものがありますので、必ず医師に服用薬をチェックしてもらってください。

3の平衡感覚異常は酩酊状態のようなフラフラ、フワフワ感と表現できます。高齢者が日頃感じる平衡感覚異常は主に目の加齢性変化や白内障による焦点調節の障害、股関節や膝の関節炎や筋肉減少による脱力、末梢神経障害によるしびれや足の位置を正しく認識できないことなどから来ると言われています。よって特に起立時や歩行時に出現しやすく、座位時や臥床時には出現しにくいのが特徴です。実際には多くの高齢者が程度の差こそあれこういったフワフワ感を感じていると思われ、程度の強い人や敏感な人がめまいとして訴えてくると想像できます。

4の頭のふらつき、浮動感は他の3つのどの症状カテゴリーにも属さないめまいであり、患者さんの訴えがあいまい過ぎて分類できないものが入ります。このカテゴリーの患者さんは症状を的確に表現することができずめまいという表現を繰り返し用いがちです。ただ症状自体があいまいなのか、典型的な症状なのに認知症などで正確に説明できないのかの判断が困難な場合が少なくありません。

若年者と違って高齢者は、めまいの有無の判定やその種類の分類が難しいことが多いためか、現在のところ慢性めまい症に関する良質の調査は希少です。少ない調査の一つである欧米からの報告では、慢性めまい症の4割が原因不明か複数の原因が関与しているとのことです（*J Am Geriatr Soc.* 1999 [PMID:9920224]）。

私の経験では、最も多いのは3の平衡感覚異常と4の頭のふらつき、浮動感の混合型です。繰り返しになるかもしれませんが、高齢者はバランスを司る前庭機能や視力、聴力、深部感覚など感覚器（外界からの刺激を受信する器官、受容器とも呼ばれる）の加齢性変化や病気に加え、下肢の関節炎、筋肉の萎縮や減少、末梢神経障害、パーキンソン症状などによる運動器（体の動きを起こす器官、効果器とも呼ばれる）の障害が起こり、ただでさえめまいを起こしやすい状態にあります。そこに多くの薬や老年期うつ、不安神経症、認知症などが加わるとめまいは更に発生しやすくなります。加齢性変化や疾患のない（少ない）若年者に起こる良性発作性頭位めまい症のような単一の病気による急性めまい症と異なり、高齢者の慢性めまい症は通常、多因子性であり、このことを考えると、いかに治療が困難かがわかると思います。

他科受診の旅に出ないために

北沢さん（82歳女性）は、加齢や病気を含んだ多くの虚弱性変化が積み重なって非常にめまいを起こしやすい身体状態になっているところに、夫の介護から来る大きな疲れや精神的ストレスが加わって難治性の慢性めまい症になっていると思われました。彼女の介護の負担を軽減するように十分な介護保険サービスを導入し、また一人での外出を促し気分転換を図ってもらうよう働きかけました。整形外科にて股関節と膝の痛みのコントロールをお願いし、パキシル®による老年期うつの治療を継続しました。

北沢さんには「めまいは同じくらいの年代の方に非常に多いのですよ。若い人と違って原因が一つではないので特効薬はないのですが、うまく付き合いながら生活していくとそのうち良くなっていきますよ」と説明しました。

現在、私の外来に通院し始めて1年ほどになりますが、朝のめまいは頻度、程度ともに軽減しています。

患者さんにとっては不快きわまりないめまい症状ですが、実は医師にとっても忙しい日常診療中での高齢患者さんのめまいの訴えは煩わしく感じるものです。よってあまり話を聞いたり診察したりせずにMRI検査をオーダーしたり、耳鼻科や神経内科への他科受診をお願いしがちな現状があります。

「65歳以上の高齢者で3カ月以上続く慢性めまい症の原因検索にMRIの有用性は低い」(*J Neurol Neurosurg Psychiatry*. 2002［PMID:11971042］)とあるように、特定の検査や診療科受診により画期的に診断や治療ができないのは、それが多くの原因が積み重なって出現する老年症候群であるゆえんなのです。

じっくり話を聞いてくれ、すぐ検査や薬に頼らず、他の医療者と連携して対応してくれる医師と、時間をかけてめまいの改善方法を地道に模索していくことが、実は遠回りのように見えて近道なのです。

第十章　尿失禁と頻尿——尊厳の老年症候群

尿失禁（尿漏れ）とは

89歳女性の小野寺さんは少しふっくらしたチャーミングな高齢女性です。肌は浅黒く髪はおかっぱで見た目は実年齢よりも10歳は若く、そして可愛らしく見えます。頭もしっかりしており、自分でケーブルテレビをＤＶＤに録画して暇さえあればそれを鑑賞しています。最近のお気に入りは韓流ドラマで、イ・ビョンホンの大ファンだそうです。

そんな小野寺さんですが問題が一つありました。本人は気付いていませんでしたが、彼女の部屋が少々おしっこ臭いのです。彼女は自身の排尿の問題をこうおっしゃっていました。「長男出産後から尿失禁があり、最初は咳やくしゃみで少量漏れていたのが、最近は立ち上がっただけでも漏れている感じがします。パットがあるので大丈夫ですが、一日数回交換しなくてはなりません」

排尿の問題で悩んでいる高齢者は多いはずですが、非常にセンシティブな問題で、かつ泌尿器科の敷居が高いこともあって、いったいどれぐらいの方が排尿に関する悩みを持っているかの正確な統計データはありません。少なくとも私の高齢患者さんの多くの方が尿失禁や排尿時の違和感、夜間の頻尿などに困っており、これら排尿に関する問題は超高齢社会においてますます大きくなるはずです。

人間は膀胱を収縮させておしっこを出しますが、その膀胱を収縮させる筋肉を排尿筋と言います。またおしっこを出すには排尿筋を収縮させるのと同時に膀胱の出口を閉めている膀胱括約筋を緩めなくてはいけません。これらの排尿筋と膀胱括約筋が絶妙なタイミングで働くことによりスムーズな排尿を促しますが、逆にこれらがうまく働かないと尿失禁や残尿（排尿後にも相当量の尿が膀胱に残っていること）などの問題が生じます。

カフェインの過剰摂取や膀胱炎は排尿筋を刺激して尿が漏れ出る切迫性尿失禁をきたします。女性の出産や男性の前立腺手術による膀胱括約筋を含む骨盤底の筋力の低下は、咳やくしゃみなどによる腹圧上昇で尿が漏れ出る腹圧性尿失禁をきたします。男性の前立腺肥大がひどくなると膀胱の出口が狭くなり、十分に排尿しきれないために排尿後にも尿が残って（残尿）、それが原因でますます膀胱に尿が溜まっていきます。パンパンに張った膀胱にも腎臓から容赦なく尿は流れ込みますから、それに応じて少しずつ尿が溢れ出す失禁を溢流性《いつりゆうせい》尿失禁と言います。

若年者や比較的健康な高齢者の尿失禁はこれらのどれかに当てはまり、それぞれの原因を治療すれば改善しますが、特に虚弱な高齢患者さんの場合は少し勝手が違います。

泌尿器の加齢性変化

高齢患者さんの泌尿器システムにも他のシステムと同様に様々な変化が起きます。排尿筋は他の筋肉と同様に加齢によってその筋力が低下しますが、カルシウム拮抗薬という血圧の薬や抗うつ剤などの抗コリン作用を持つ薬はその筋力をさらに低下させ、膀胱が収縮しにくくなります。一方、特に女性の場合は加齢とともに膀胱炎になりやすくなり、これは排尿筋を過敏にします。また高齢者がよく服用している利尿剤で尿が増え排尿筋を刺激します。全ての筋力が低下する高齢者は膀胱括約筋や骨盤底の筋肉も例外ではなくその筋力が低下して、膀胱内の尿が漏れやすい状態になります。つまりこれら多くの加齢に伴う変化が関与して高齢者の泌尿器システムはいつも「失禁を起こしやすい状態」にあるわけです。さらに膀胱機能は問題ないのに、足腰が弱っているためにトイレに間に合わなかったり、認知症で尿が溜まった感覚がわからなくなってしまう機能性尿失禁の要素も加わって、高齢患者さんの尿失禁の原因分析は混迷を極めます。高齢者の尿失禁もやはり「高齢である」ことと関連した多くの要因が積み重なって発症する老年症候群の一つとして認識されています（*JAMA*. 2010［PMID:20516418］）。

部屋の尿臭が問題の小野寺さん（89歳女性）は長い泌尿器科の受診歴があり、その間に尿失禁の治療目的で手術も受けたそうですが、現在は膀胱括約筋（普段は収縮していることで膀胱内に尿を溜めておくための筋肉）の機能をほぼ失っているような状態でした。つまり腎臓で作られた尿は膀胱内に貯留されずにほぼそのまま流れ出していたのです。加えて服用していた抗うつ薬は排尿筋機能を低下させ、利尿剤や常に水を飲んでいたいという心因性多飲、膝痛に対して服用していた鎮痛剤による夜間尿の増加などで彼女の排尿機能は完全に破綻している状態でした。足腰が不安定でトイレに間に合わなかったり、パッド交換がうまくできなかったりして尿が床や椅子、ベッドにこぼれた結果、部屋の尿臭が強くなっていったのです。

我々は家族を含めたチームで相談し、小野寺さんを説得して膀胱留置カテーテルという排尿のための管を入れさせてもらうことにしました。最初は違和感があった彼女も徐々に慣れ、現在は尿漏れを心配することのない快適な毎日を送っています。部屋の尿臭のことも本人に告知し、徹底的なクリーニングが入った後はほとんどなくなりました。

頻尿

老人ホームで高齢者の生活を見ていますと、多くの方が頻尿に困っていることに気付きます。最近始まった頻尿であれば膀胱炎や新しい薬による影響を疑う必要がありますが、慢性的にこういった訴えがあれば次のことを考えてみる必要があります。頻尿は一日中か、日中だけか、夜間だけか。

一日中であれば何らかの原因で尿が多いのか、尿路系に何かの問題があるか、を精査する必要があります。もし日中のみか夜間のみであれば精神的な要因や睡眠の問題をより考慮すべきです。誰しも緊張するとおしっこに行きたくなりますが、それは脳と膀胱が密接に関係しているからです。日中のみ頻尿がある人は何らかの精神的ストレスがあったり、排尿を意識しすぎたりしてトイレに行く回数は増えますが、夜眠っている時は気にならないのでトイレには行きません。

他方、夜間だけ頻尿の人は睡眠の問題であることが多いのです。不安やその他の原因で眠れないので、または眠りが浅くちょくちょく起きるのでトイレに行くというわけです。よく夜間頻尿の患者さんに過活動膀胱を疑って排尿筋の収縮を抑える薬が処方されますが、薬自体が効いているのか、それをもらって安心してよく眠れるようになるためか夜間頻尿が改善します。

ただ、この過活動膀胱の治療薬には眠気を起こしたりもの忘れをひどくしうる抗コリン作用を持つ成分が含まれており、特に認知症があり転倒の多い高齢患者さんは注意して服用する必要があります。以前、認知症患者さんが服用していた3種類の過活動膀胱の治療薬を徐々に減らし、中止したところ、日々感じていた眠気はなくなり認知機能テストの点数が10点ほどあがりました。薬を中止したことで悪化した尿失禁に対してリハビリパンツを履き始めた彼女は、「私は膀胱よりも頭の方が大事だわ」と言ってその後は膀胱の薬を飲むのを止めました。

繰り返しになりますが、高齢者の排尿の問題も加齢にともなう多くの変化が関与する老年症候群です。したがって残念ながら薬や手術などで問題をすっきりと解決できる可能性はそれほど高くありません。しかし泌尿器システムだけでなく、体や心の状態、生活全般を見て原因を分析し、ご本人の価値観を重視して現実的なマネジメントをすれば、高齢患者さんの尊厳や生活の質（ＱＯＬ）をあまり低下させずに、それまでの生活を続けていただけるはずです。

III

高齢者医療
直面する課

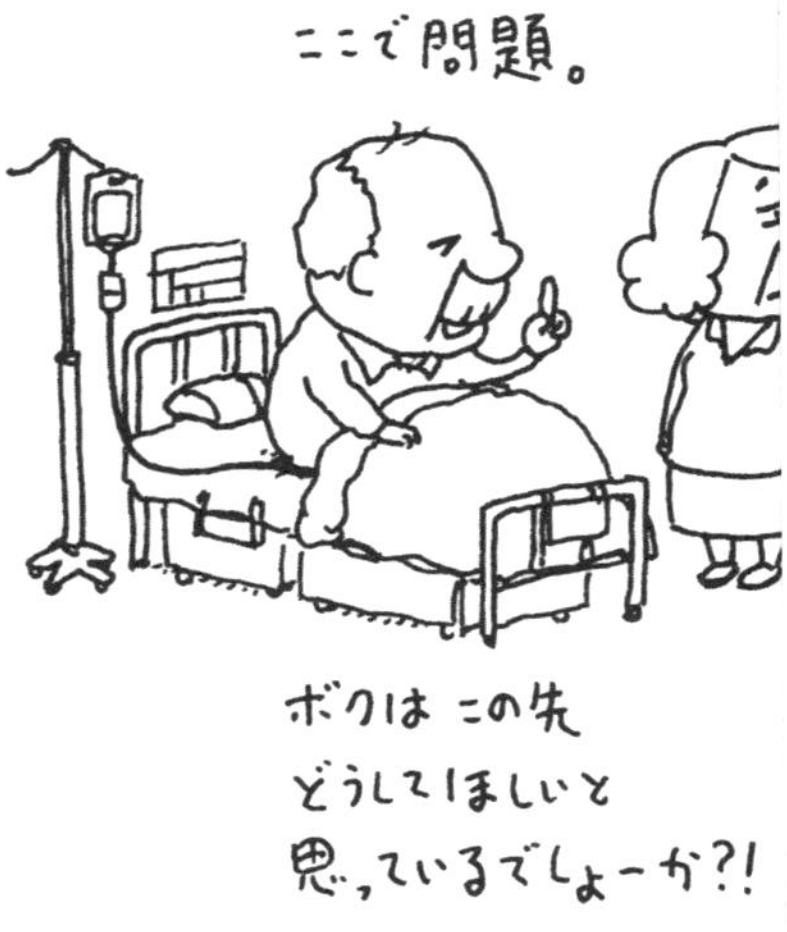
ここで問題。
ボクは この先
どうしてほしいと
思っているでしょーか?!

第十一章　骨の健康――理想か現実か

超高齢社会における脅威

75歳女性の松本さんは30代後半から全身の関節炎を起こす慢性関節リウマチを患い、その治療のために副腎皮質ホルモンであるプレドニン®を長期間服用しています。その他に高血圧や不安神経症、めまい、慢性胃炎の持病がありますが、最近の体調は比較的良好です。最近、4歳年上の姉が転倒し股関節を骨折したらしく、松本さんも骨粗鬆症《こつそしょうしょう》が急に心配になってきました。骨密度を測定したところ、腰椎《ようつい》と大腿骨頸部のTスコア（骨密度の指標でマイナス2・5以下で骨粗鬆症、詳細は後述）はそれぞれマイナス1・8とマイナス2・0であり、その対応について相談するため私の外来を受診しました。

加齢と深く関連し、骨密度が低下する（骨がスカスカになる）ことによって骨折の危険が増加する病気である骨粗鬆症は、高齢化が進行する先進国を中心に非常に大きな脅威となっています。我が国でも大腿骨の頸部骨折は年間に約12万人と推定され、骨折した患者さんのうち約3割の方は歩行能力などの日常生活動作に障害が残り、約1割の方は骨折後1年以内に死亡するという報告があります。椎体《ついたい》（背骨の中央にある円筒状の部分）が圧迫骨折して起きる側弯《そくわん》や円背《えんぱい》などの背骨（脊柱《せきちゅう》）のゆがみは、寝たきり状態や慢性腰痛の原因となり、介護の必要性が増す要因となっています（**図表14**。*J Orthop Sci.* 2004［PMID:14767697］）。

日本では整形外科医やリウマチ膠原病《こうげんびょう》専門医が主に骨粗鬆症の診療を行っていますが、これらの科を日常的に受診していない多くの高齢患者さんは骨粗鬆症の検査を受けていない可能性があります。もっと多くの国民が受診する家庭医や一般内科医が積極的に骨粗鬆症診療を行うべきですが、彼らの骨粗鬆症に対する興味はあまり高くありません。これは女性医学や老年医学の教育の遅れが影響していると思いますが、高齢者の骨粗鬆症はその高い罹患頻度を考慮すると、糖尿病や高血圧などと同様に家庭医や一般内科医によって診療されるべきでしょう。

骨粗鬆症の評価

図表15に示すように骨密度は20代をピークにして加齢とともに減少していきます。特に女性は閉経後から急激に減少し、老年期には骨がスカスカになる骨粗鬆症の状態になりやすくなります。これは骨の新陳代謝がエストロゲンという女性ホルモンに依存しているからです。

このような加齢による骨密度の変化や性別の特徴を考慮して、骨粗鬆症に関連する複数の医

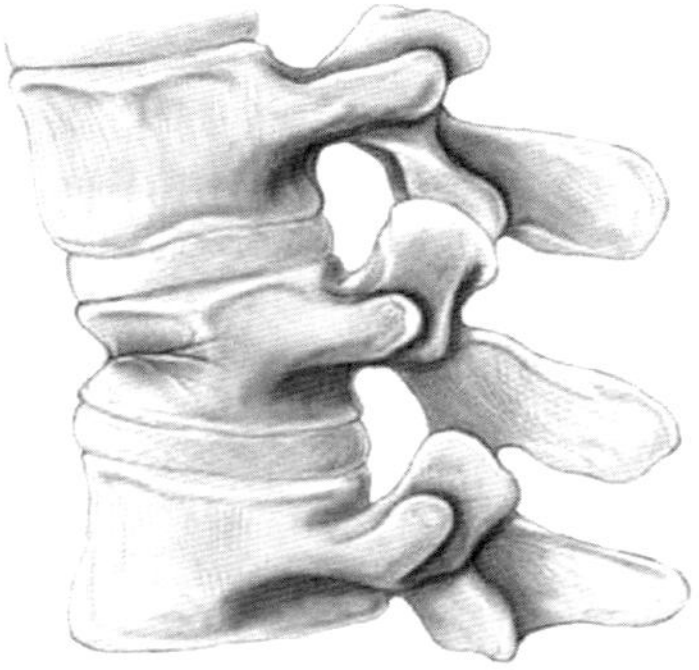

図表14　椎体の圧迫骨折

出所：A Patient's Guide to Back Surgery のウェブサイト　http://www.back-surgery.com/percutaneous-vertebroplasty-for-spinal-stenosis-and-compression-fractures/

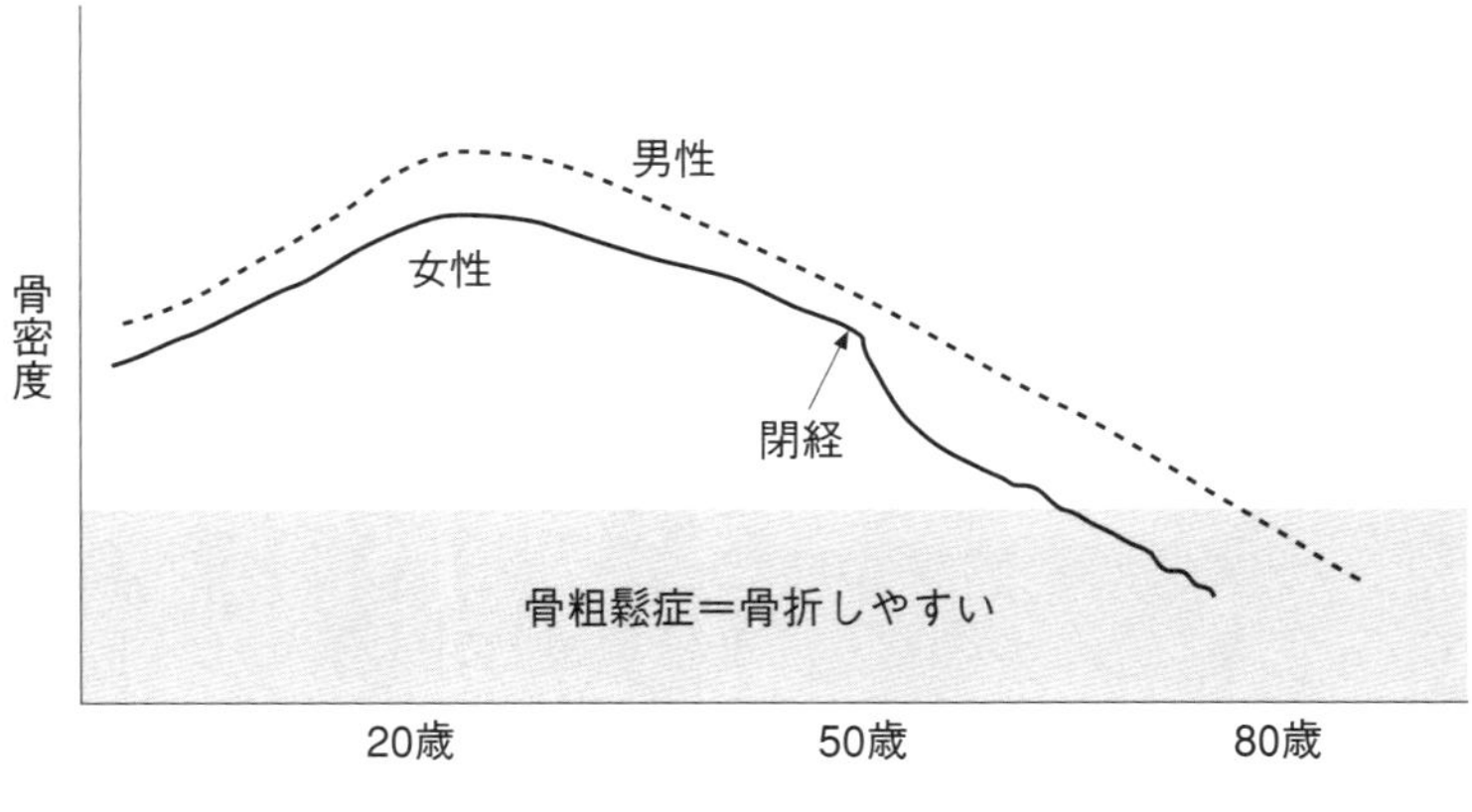

図表15　加齢による骨密度の変化

出所：elsevierimages.com のウェブサイト　http://www.elsevierimages.com/image/26924.htm をもとに筆者が作成

学会は、65歳以上の全ての女性は特に症状がなくても骨密度測定を受けて骨粗鬆症がないか調べるべきとの勧告を出しています。男性や65歳未満の女性でも、骨密度を低下させるような腎臓や婦人科系の病気を持っていたり、副腎皮質ホルモン剤や抗痙攣《けいれん》剤を常用している人は検査を受けるよう勧めています。[註]

骨密度検査はＤＥＸＡ（Dual-Energy X-ray Absorptiometry）法といってレントゲン装置のような機器で腰椎と大腿骨頸部の骨密度測定を行う方法が最も望ましいとされていますので、私はその機器を導入している近くのリウマチクリニックに検査をお願いしています。若年者の平均骨密度と比較した標準偏差値（若年者と比較してどれだけ骨密度が低いか）であるＴスコアと、同年代と比較したＺスコアを計算した検査報告書をいただいて、通常はＴスコアを使って骨粗鬆症の診断をします。

腰椎か大腿骨頸部のＴスコア：

マイナス０・９以上　正常

マイナス１・０からマイナス２・４　骨量減少症

マイナス２・５以下　骨粗鬆症

腰椎か大腿骨頸部のＴスコアがマイナス２・５以下ならば骨粗鬆症ですので治療について医

師と相談すべきです。Tスコアがマイナス1・0からマイナス2・4であれば、骨量減少症の範疇《はんちゅう》に入りますが、医師はさらに世界保健機関（WHO）が提唱する骨折リスク評価ツールであるFRAX（Fracture Risk Assessment Tool）を用いて、細かく分析するでしょう。

長期間慢性関節リウマチを患いプレドニン®を服用してきた松本さん（75歳女性）の大腿骨頸部のTスコアはマイナス2・0で骨量減少症に分類されました。FRAXを用いて他の危険因子である慢性関節リウマチと副腎皮質ステロイド服用を加味して評価したところ、向こう10年間の総合骨折リスクと大腿骨頸部の骨折リスクはそれぞれ18%と5・8%と計算されました。総合骨折リスクが20%以上か大腿骨頸部の骨折リスクが3%以上の場合に治療を検討するように勧められています（*Ann Intern Med.* 2011［PMID:21727287］）。大腿骨頸部の骨折リスクが高い松本さんに、体重負荷運動や日光浴、体重管理などの指導を行い、骨粗鬆症の治療薬であるビスフォスフォネート剤やカルシウム製剤、ビタミンD製剤を処方しました。

註　ガイドラインはそれぞれ、
日本：http://minds.jcqhc.or.jp/stc/0046/1/0046_G0000129_GL.html,
米国：http://www.nof.org/files/nof/public/content/file/950/upload/523.pdf
を参照。

骨粗鬆症治療と包括的評価

81歳の虚弱女性である四方さんはうっ血性心不全と早期の認知症、足腰の筋力低下があり、移動には車椅子を使用しています。背骨（脊柱）のレントゲン写真上では第4、5腰椎に軽度の圧迫骨折像を認め、骨密度検査では腰椎と大腿骨頸部のTスコアはそれぞれマイナス3・4とマイナス2・8でした。

腰椎と大腿骨頸部の両部位のTスコアがどちらもマイナス2・5を下回っていたので、四方さんを骨粗鬆症と診断しました。彼女のような虚弱な高齢患者さんの骨粗鬆症では、治療の選択はより複雑になってきます。

前述したビスフォスフォネート剤は骨密度を改善し骨折を予防する良い薬ですが、服用手順が少し煩雑なところが玉に瑕《きず》です。この薬は空腹時に最も吸収が良く、服用時に食道や胃の粘膜を荒らすことがあることから、患者さんには起床直後に起き上がってコップ1杯（180cc）の水と一緒に服用するように、服用後は少なくとも30分間は横にならないように指導します。したがってこの薬を処方する際には、患者さんにこの煩雑な服用法をしっかり遵守できる認知能力があるか、それが心配な場合は自宅に誰か服用を手伝ってくれる人がいるか、を確認する必要があります。正しい方法で服用できず食道穿孔《せんこう》（食道潰瘍から粘膜に穴が開くこと）や胃潰瘍で命を落とすケースもあるようですから、私も慎重に処方しています。

比較的新しい骨粗鬆症の薬で選択的エストロゲン受容体調節薬（Selective Estrogen Receptor

Modulator：ＳＥＲＭ）という難しい名前の薬があります。先ほど閉経後の急激なエストロゲンの低下に伴って骨量が減少することを説明しましたが、この薬がエストロゲン受容体に結合し、エストロゲン様の働き、つまり骨量を維持するように作用します。研究データでは椎体（背骨）の骨折防止には効果があるようですが、股関節や手首の骨折防止に関しては今のところ良いデータが出ていないようです。ビスフォスフォネート剤のような煩雑な服用法を必要としないので比較的使いやすい薬ですが、副作用として主なものに、血管内で血液が固まりやすくなる病気（血栓症）があり、注意が必要です。

認知症があり移動に車椅子を使用している四方さんのような方であれば、歩行している人に比べて転倒による股関節や手首の骨折は少ないので、服用手順の煩雑なビスフォスフォネート剤よりも選択的エストロゲン受容体調節薬の服用を検討します。

ここで大事なことは、骨粗鬆症の治療の選択には高齢患者さんの認知機能や、可動性、生活環境、社会的サポートといった包括的評価が必要になるということです。

超高齢者の骨粗鬆症治療

98歳女性の磯野さんは、私が訪問診療している介護付き老人ホームに居住しています。認知症と高度の難聴があるため、コミュニケーションにはやや苦労しています。中等度の円背がありますが腰痛の訴えもなく、シルバーカーを使っての歩行が依然として可能です。老人ホームへ入居して5年間経ちますが一度も転倒したことがなく、今まで骨密度検査を受けたこともありません。

90歳を過ぎた超高齢患者さんの骨粗鬆症には、治療効果とそれにかかる時間を考慮する必要があります。骨粗鬆症の治療薬であるアレンドロネート（フォサマック®、ボナロン®）を例に説明します。ある臨床研究（治験とも言います）では、骨粗鬆症患者さんを200人集めて、100人にアレンドロネートを服用してもらい、残りの100人にアレンドロネートと見た目は同じですがその作用がない偽薬を服用してもらい、3年間患者さんを追跡しました（わかりやすくするために数字を少し変えています）。追跡期間の3年間で偽薬を服用していた100人のうち19人が脊柱椎体の圧迫骨折を経験したのに対し、アレンドロネートを服用していた100人ではより少ない12人が圧迫骨折を経験しました（*Arch Intern Med.* 1997［PMID: 9531231］）。

ここから言えることは、薬を飲まなくても100人中81人（100人マイナス19人）は圧迫骨折しませんでしたし、薬を服用しても100人中12人（8人に1人）は圧迫骨折したということです。アレンドロネートの効果は、薬を服用しなくて骨折した19人を12人に減らす、つまり薬を服用した100人のうち7人（14人中1人）だけが3年間飲み続けた薬の恩恵を受けることができたのです。

このアレンドロネートの効果が大きいか小さいかは、この結果をどう見るかによって異なります。服用する期間が長ければそれだけ効果が大きくなることもありえますが、98歳の磯野さんにあの面倒なビスフォスフォネート剤を服用してもらうことの合理性について疑問を呈する人は少なくないでしょう。

私は一般的に、治療効果の程度や効果の発現までにかかる時間、薬物の副作用などを勘案して90歳以上での骨粗鬆症治療の開始には消極的な立場をとっていますし、もしそうであれば骨密度検査も必要ないと思っています。

比較的若く慢性関節リウマチを患っている松本さんと心不全と認知症の虚弱高齢者である四方さん、超高齢者の磯野さんの3人は年齢や持病、可動性などが大きく異なるため、骨粗鬆症の治療方針はそれぞれ違ったものになりました。骨粗鬆症に限らず高齢患者さんに何か医療的なことをしようと思えば、その方の様々な事情を考慮する必要があるということです。様々な制約がある高齢者診療では理想的な治療よりも現実的な対応が結果的により長くより良く生きたいと願う高齢患者さんのためになることが多いように思います。当たり前のことのようですが、医療界だけでなく社会全体がこの辺のことにもう少し敏感になった方がいいのかもしれません。

骨の老化の克服

社会の高齢化に伴い骨粗鬆症の予防や治療が今まで以上に注目され、製薬業界や医療界がその期待に応えようと盛り上がっているように見えます。私も、さらに効果の大きい予防法や治療薬が早く出現しないものかと日々待ち望んでいる一人です。しかし他方で、いまだにどの臓器の老化も克服できていない人類が、「骨の老化」とも言える骨粗鬆症をどこまで予防や治療できるのか、と懐疑的なもう一人の自分がいることも事実です。

いずれにせよしばらくは、どれも完全ではない現在の選択肢のなかから高齢患者さんの包括的評価や研究データを活用して最善の決断を行う、という限りなく困難な、しかし高齢者診療において最も知的な作業を楽しむより他なさそうです。

第十二章　高齢者の抗凝固療法――超不確実性に挑む

心房細動と抗凝固療法

　某国立大学で機械工学の教授だった小柄な高齢男性の井上さん（81歳）は、胸腰椎圧迫骨折《きょうようついあっぱくこっせつ》（背骨の胸と腰の部分のつぶれたような骨折）による強い円背《えんぱい》があり、実年齢以上に弱々しく見えます。ただその外見のわりに頭はしっかりしており、変に理屈っぽいところが元大学教授を感じさせます。独身で子どももいなかった彼は、一人暮らしが困難になった数年前から介護付き老人ホームに入居しており、弟さん夫婦が時折訪問してくれていました。井上さんには高血圧と心房細動があり、血栓症予防のためにワーファリン®を服用していましたが、納豆を食べられないこと[註1]と毎月の採血[註2]に、いつも不満を漏らしていました。

　血管とその中を流れる血液は人体の隅々まで酸素やその他の栄養素を運ぶ重要な役割を担っ

ています。人体には血管内で血液が固まって流れが滞らないように、また何らかの原因で血管が破損して出血してもスムーズに止血できるように、血液をちょうど良い粘稠度に保っておく機能が備わっています。よって心房細動のような不整脈がなければ、血管内で血液が固まるようなことは通常あまりありません。

心房細動は加齢に伴い発生率が増加する、高齢者に多い不整脈です。心房細動の患者さんはいつも心臓が不規則に拍動しているため、人体に本来備わっている血液の粘稠度では心臓の中で血の固まり（血栓）ができやすく、それが流れ出し脳の血管につまる脳血栓塞栓症を起こす危険性があります。よって心房細動がある患者さんには、血栓ができにくいように人工的に血液の粘稠度を下げておく（サラサラにしておく）治療である抗凝固療法が検討されます。

抗凝固療法を行う患者さんは、その代表的な薬であるワーファリン®を服用するように指導を受けます。心房細動患者さんの血栓予防のための血液の至適粘稠度は決まっていますが、厄介なことにそこに到達するまでのワーファリン®の必要量が人によって異なります。一般的に男性や体の大きい人は多くの量を必要とし、女性や小さい方は少量ですみますが、その方の肝臓や腎臓、他の薬との相互作用などいろいろなところから影響を受けます。よってその人にとってワーファリン®量が少なければ治療に必要な血液粘稠度の低下が得られませんし、多すぎれば粘稠度が低すぎて（サラサラになりすぎて）出血の危険が高くなりますから血液検査で粘稠度を確認しながらワーファリン®服用量を調節していく必要があります。

一旦その患者さんの至適ワーファリン®量（目標とする血液粘稠度を得られるワーファリン®の服用量）が決まれば、月に1回程度の血液検査でよいとされていますが、ビタミンKを多く含む納豆や青菜を大量に食べたり、新しい薬との相互作用でワーファリン®の作用が容易に変化しますから注意が必要です。

しかし最近では従来からのワーファリン®に加えて、プラザキサ®やイグザレルト®などの新しい抗凝固療法剤が出現しました。これらはワーファリン®とは作用機序（作用する仕組み）が異なるため、血液検査での粘稠度モニターや納豆等の食事制限が必要ない画期的な薬ですが、効果や副作用において未知な部分があるのと、やはり出血傾向といった副作用は抗凝固療法の宿命としてつきまといます。

註1　ワーファリン®は体内のビタミンKの生成を阻害することにより血液の粘稠度《ねんちょうど》を下げる（サラサラにする）ので、ビタミンKを多く含む納豆を食べるとワーファリン®の作用が弱くなります。

註2　ワーファリン®を服用している患者さんには、薬の効果が出て血液の粘稠度が下がっているか（サラサラになっているか）、または粘稠度が下がりすぎていないか（サラサラになりすぎていないか）をチェックするために毎月の血液検査が必要です。

抗凝固療法のベネフィットとリスク

心房細動からの血栓症や脳血栓塞栓症を予防したい、でも胃潰瘍や大腸ポリープからの出血や頭を打っての脳出血などの出血性合併症も怖い。抗凝固療法にまつわるこのジレンマは昔から議論の対象でした。２０００年に入ってからは心房細動の患者さんがどのくらいの確率で血栓症や脳血栓塞栓症になるか、どれくらい出血を起こすリスクがあるかを予測する計算式が出現して、注目を浴びました。ただ実際それを用いたところで、最も血栓症や脳血栓塞栓症になるリスクが高い虚弱な高齢患者さんが、治療の副作用である出血のリスクも最も大きい、というよく考えればあたりまえのことが確認できただけでした。

例えば心房細動患者さんの脳血栓塞栓症リスクを推測する方法として、ＣＨＡＤＳ２[注1]（*JAMA*. 2001［PMID:11401607］）がよく利用されていますが、75歳以上であり高血圧の既往がある井上さんのＣＨＡＤＳ２スコアは2点であり、1年間に脳血栓塞栓症を起こす確率は２・５％と予測されます。ワーファリン®による抗凝固療法は、この血栓塞栓症リスクを１・３％まで低下させます（*JAMA*. 2003［PMID:14645310］）。

一方、出血のリスクはＨＡＳ－ＢＬＥＤスコア[注2]という計算式を用いて、井上さんが仮に抗凝固療法を行った場合、1年間に大きな出血性の合併症を起こす確率は１・９％と予測されました（*Am J Med*. 2011［PMID:20887966］）。

脳血栓塞栓症を起こす確率が1年間で２・５％、それを抗凝固療法で１・３％まで低下させることはできますが、それに伴う大出血の危険は年間1・9%あります。抗凝固療法を行うか行わないか、どちらの選択肢をとってもそれなりのリスクがあります。これが高齢者医療のジレンマであり、若年者に対する医療とは異なる点なのです。

註1　CHADS2スコア　臨床危険因子から心房細動患者の脳血栓塞栓症リスクを計算するモデルであり、うっ血性心不全（C）、高血圧（H）、75歳以上高齢（A）、糖尿病（D）をそれぞれ1点、脳血管障害の既往（S）を2点として、それらの合計点でリスクを層別化する。

註2　HAS-BLEDスコア　臨床危険因子から心房細動患者の著明な出血合併症リスクを計算するモデルであり、高血圧（H、1点）、肝障害／腎障害（A、各1点）、脳血管障害の既往（S、1点）、出血傾向／既往（B、1点）、INR（血液粘稠度）コントロール不安定（L、1点）、65歳以上高齢（E、1点）、抗血小板薬やNSAIDsの使用／アルコール依存（D、各1点）をカウントし、それらの合計点でリスクを層別化する。

高齢者に特有の問題

ある日、心房細動に対してワーファリン®を服用している井上さん（81歳男性）が転倒し、左肩にとても大きなあざ（皮下出血）ができました。彼と彼の弟さん夫婦、医療スタッフで前

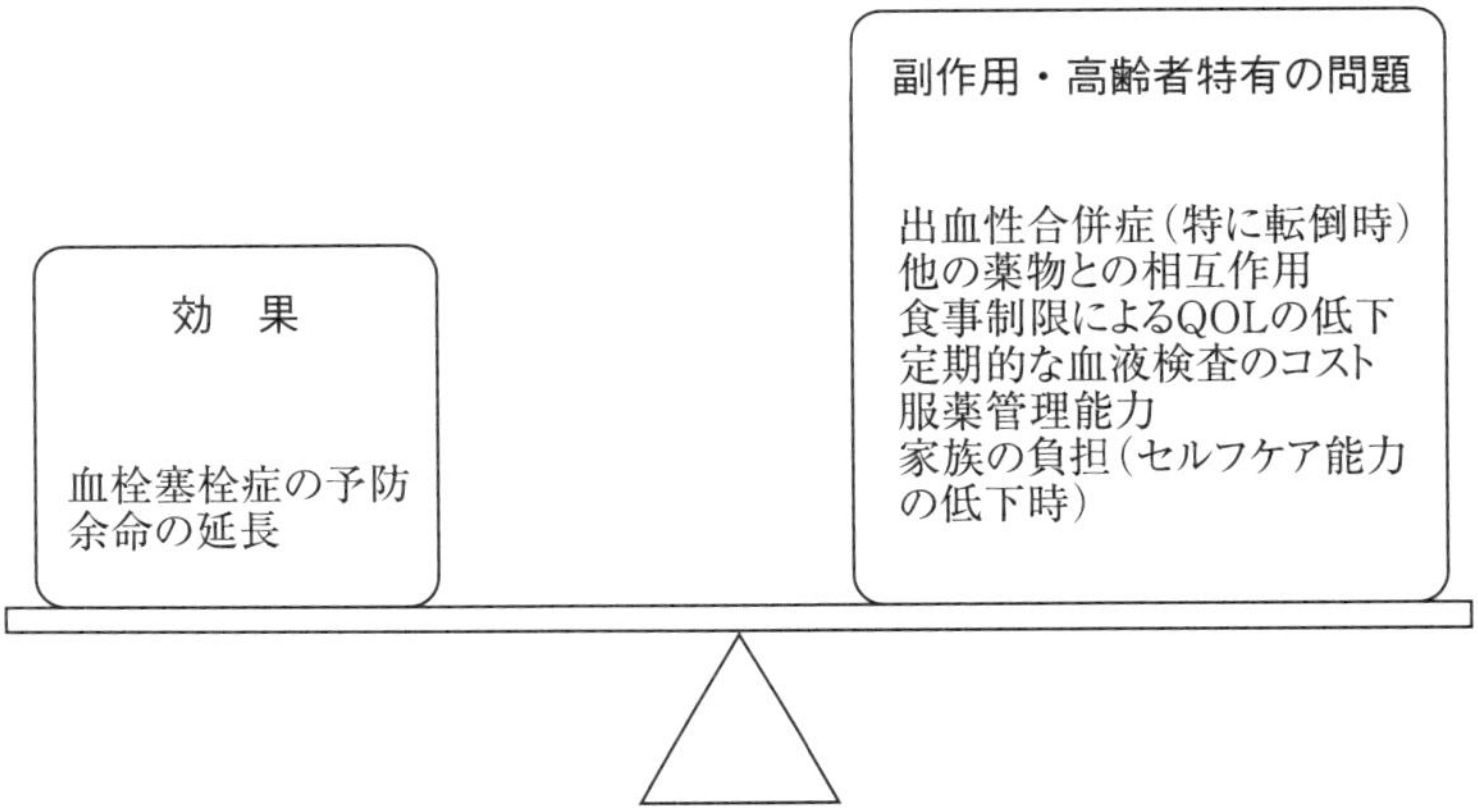

図表16　抗凝固療法の効果と副作用・高齢者特有の問題

述の脳血栓塞栓症や出血のリスクについての数字を出して相談した結果、抗凝固療法を中止することになりました。井上さんは「これで納豆が食べられる」「もう血を採られなくてもいいのだ」と喜んでいました。

約1年後のある日、井上さんは起床時に呂律回り不良（舌が良く動かず言葉がはっきりしない）と右上肢の脱力を認めたため、病院に緊急搬送されました。2週間後、一過性脳虚血発作（Transient Ischemic Attack：TIA）の退院時診断とともに抗凝固療法が再開され、老人ホームに帰って来ました。もちろん彼の納豆や採血に対する不満も再開していました。

高齢者の抗凝固療法には効果とリスク以外にも考慮すべきことが多く存在します（図表16）。ワーファリン®は多くの薬と相互作用があるので、薬の数や変更が多い高齢患者さんは注意が必要です。抗凝固療法を受けている時に皮下出血（あざ）や歯肉出血、鼻出血などが頻繁に起きるようになったら出血傾向（血液の粘稠度が過度に下がりすぎている状態）になっている可能性がありますので医療機関を受診すべきです。歯の治療中や膀胱炎、気管支炎などの時によく処方される抗生物質はワーファリン®の効果を強めたり弱めたりしますので、新しい医療機関を受診する時は抗凝固療法を受けている旨を申告しなければなりません。

血液の粘稠度を定期的にチェックする必要があるワーファリン®服用患者さんは毎月血液検査のために医療機関を受診しなければなりませんので、人によっては薬や検査、通院の出費が家計の負担になるでしょう。自分でクリニックを受診できないほどの虚弱な高齢患者さんは家族の付き添いが必要となり、付き添いの時間といった間接コストも無視できません。以前、付き添いが必要な高齢患者さんの家族の方から「受診に付き添えないのでワーファリン®治療は勘弁してください」と頼まれたこともあります。

ワーファリン®服用患者さんはその効果を弱めるビタミンKを含んだ食物（納豆や青菜）の摂取や効果を強める飲酒を控える必要があり、それらが好きな方は寂しい毎日になるでしょうし、食べるものに必要以上に神経質になる人もいます。

以上をまとめますと、抗凝固療法を安全に効果的に行うには患者さんに高い自己管理能力（認知機能や身体機能に直結します）が要求されます。そうでなければ家族の献身的なサポートが必要になります。人によってはこの治療によって生活の質（ＱＯＬ）が著しく低下するかもしれません。特に高齢患者さんに対する抗凝固療法の選択は治療によるベネフィットとリスクだけではなくその方の認知機能や身体機能、家族のサポート、生活の質などを含めた総合的な判断によってなされるべきなのです（*Ann Intern Med.* 2001［PMID:11255522］）。

高齢者医療の超不確実性

抗凝固療法が再開されて退院してきた井上さん（81歳男性）は以前にも増して弱々しくなり、転倒することが増えてきました。退院2カ月後にはベッド柵の角に右側胸部を強打し、上腕背部から腋下部《えきか》、側胸部にかけて広範な皮下血腫ができました。認知症はもはや自分自身で医学的な決断ができないほど進行していました。

私たちはその時の井上さんの虚弱すぎる状態では治療によるリスクの方が大きいと判断し、弟さん夫婦に抗凝固療法の中止を再度勧めました。弟さん夫婦は中止に同意したものの、一方で脳血栓塞栓症への不安を口にしました。

3カ月後のある日、自室のベッドで心肺停止状態の井上さんが見つかりました。駆けつけた弟さん夫婦に、「脳卒中の可能性が高くワーファリン®中止の決断が間違っていたかも……」と謝ろうとしたその時、「兄は先生のことを大変信頼していましたし、何よりも苦しまずに逝けてよかったです。本当にありがとうございました」と、かえって思いがけない言葉をかけられました。

高齢者医療には抗凝固療法の是非だけではなく多くのジレンマがあります。それは若年者と違って体の隅々に老化や病気による変化があるからです。いろいろな理由で、本来行うべき検査や治療ができないことも日常茶飯事です。井上さんの例のようにどっちの選択をとってもリスクがあるような場合には、専門家でも頭を悩ませ明確な答えを与えてはくれないでしょう。

大事なことは患者さんや家族と医療者が徹底的に意思疎通を図り、ジレンマや不安を共有し、強固な信頼関係を築くことです。なぜならそのことこそが、高齢者医療の超不確実性において、どのようなことが起ころうとも、どのような結果になろうとも、皆が納得できる唯一の方法だからです。

第十三章　事前ケア計画――高齢者医療の切り札

事前ケア計画とは

83歳女性の西島さんは、5年前に脳卒中による左半身不随を患ってから、私が訪問診療を行っている老人ホームで生活していました。しばらく前から抑うつ気分と食欲不振に悩まされていて、脳卒中後のうつ病を診断され服薬による治療を受けていました。治療によっても症状はなかなか改善せず、日増しに弱ってついには終日ベッドの上で過ごすようになりました。

ある日、尿路感染症からと思われる発熱が出現し、さらに食事量が低下して毎食1－2割程度しか摂取できなくなりました。胃ろうや中心静脈栄養などの人工栄養法を含む延命治療や終末期ケアについて検討すべき時期でしたが、このような状況でどうしてほしいかについての彼女の事前の意向を示すものがなく、かつ、その時点では強い衰弱のためかそのことについて考え、思いを伝えることはすでに不可能になっていました。

事前ケア計画（advance care planning）とは、将来自分が重篤な病気にかかり、そしてその時に自分自身で医学的な判断ができなくなった状況を想定して、受けたい治療やケアを事前に計画しておくことであり、生前意思表示（living will）と代理決定（surrogate decision making）とで構成されます。

生前意思表示（Living Will）

生前意思表示は生前遺言とも呼ばれ、患者さん自身が事前に治療やケアに関する自分の意向や好みを示しておくことです。私も時々患者さん本人から「重篤な病気になって、意識がなく回復不可能と思われる時には、延命治療を行わないでください」といった趣旨の決意書を受け取ることがあります。

認知症の患者さんが重病にかかった時、手元にある生前意思表示書が10年以上も前に書かれたものだったということもあります。それでも生前意思表示は患者さん自身の意思を反映している重要な情報であることは間違いなく、尊重されるべきなのでしょう。

高齢者医療の現場ではさらに問題があります。年齢相応かそれ以上の認知機能障害を持つ高齢患者さんが、病気になった自分を想像し、その場面でどうしてほしいかについて考えるといった複雑な頭脳シミュレーションを行うことは極めて困難だと思われます。このような理由から、特に認知症患者さんに対しては病気が進行する前に聞いておこうと試みますが、その後の健康状態の変化や周辺の状況に応じて自身の意向が変化することも指摘されており、その時点（生前意思を表示した時）での思いが、実際に判断が必要な時期の思いと一致しているかは悩ましい問題です（*Ann Intern Med.* 2010［PMID:20713793］）。

代理決定（Surrogate Decision Making）

代理決定は前もって指名した代理人（多くの場合は配偶者や子ども）が、意思決定ができなくなった患者さんにかわって、どの治療を受けるか、または受けないか、などの医学的な決定を行うことです。なかには集中治療を行うか否か、延命治療を中止すべきか否か、などのように患者さんの生死に関わる重大な決断を求められる場合もあり、そういった時の代理決定人の精神的ストレスは相当なものです。またあくまで代理人は患者さん本人ではないため、その決定がいつも患者さんの意向を表しているとは限りません。

老衰終末期で意識もなく寝たきりの父親に、「少しでも（どんな状態でも）長く生きてほしい……」と胃ろう造設を希望する娘さんの思いがはたして父親の意向と一致しているでしょうか。このような決定には患者さんの意向よりも代理人の願望や価値観、世間体などが少なからず影響します。

一見お互いの短所を補完し合っているように見える生前意思表示と代理決定ですが、両者ともに問題があり、それらの組み合わせである従来の事前ケア計画には限界を感じざるをえません。

二つの物語

最近こういったことがありました。山路さんは老人ホームに入居している虚弱な86歳の男性で、一流企業の会長まで務めた方でした。彼にはお父さんへの思いが強い一人息子のケンジさんがいました。ある時、山路さんに貧血が出現し、病院で検査を行ったところ胃癌が見つかりました。年齢的にも手術はできないと決断し、経過を観察していたところ、胃癌が進行したらしく、胃の出口（十二指腸の入り口）を完全に閉鎖してしまいました。食物が胃から先へ行かないわけですから山路さんは口からものを食べることができなくなってしまいました。病院で日に日に衰弱し終日傾眠状態になっていました。

ケンジさんが私のところへ相談にやってきました。「ポートってやつを中心静脈に入れるとそこから栄養点滴ができるらしいのですが、先生はどう思いますか？」。私は、山路さんは進行期の胃癌で、たとえ中心静脈栄養をやったとしても残された時間はわずかであることをまずケンジさんに伝えました。続いて、山路さんは以前から長生きして戦死した友人に申し訳ないとよく言っていたし、おそらく彼ならどのような運命も受け入れあらゆる延命治療を拒み自然な人生の終わりを望むであろうという私やホームスタッフの山路さん観を添えて、ポート挿入には消極的なメッセージをケンジさんに送りました。
数日後、山路さんが病院から退院し老人ホームに戻ってきましたが、右胸にCVポート（中心静脈栄養を行うために皮下に埋め込む医療機器）が入っていました。ケンジさんは「病院でうめいている親父を見て、もう少し生きたい、と言っているように感じたから」とその理由を老人ホームの看護師に言ったそうです。私には山路さんの人生の物語とケンジさんのそれの二つの物語の間に微妙な溝があるのを感じました。山地さんの物語にはいかなる延命処置にも依存しない自然な人生の終わりが記されていましたが、ケンジさんの物語には愛するお父さんとの時間がもう少し記されていたのでしょう。二つの物語の間に生じた溝をどう埋めるか、非常に難しい問題です。

事前ケア計画の再定義

私は、事前ケア計画を「必要な時期に最善・最適な決定を行うための患者さんと家族、医療者による準備期間」と再定義し、次のような取り組みを行っています。高齢患者さんが老人ホームに入居したその日から、包括的高齢者評価や日々の診療、チームカンファレンスを通してその方の考えかたや価値観を理解するように努めます。家族との面談では、患者さんのそれまでの生活についての情報を得たり、人生観や価値観を皆で共有し相互の信頼関係を高める努力をします。つまり患者さんと出会ったその日から、将来必ず訪れるその時にその方にとっての

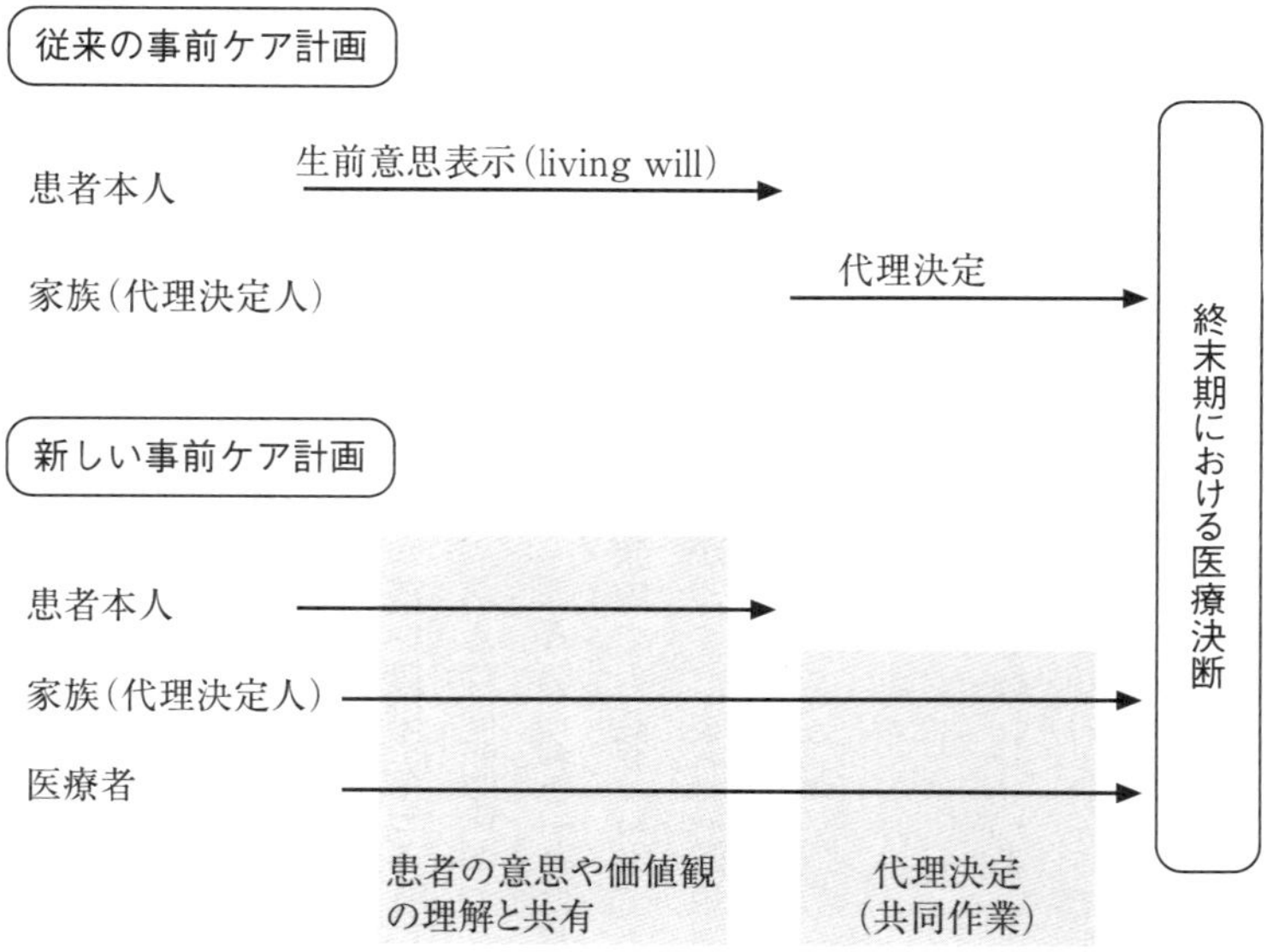

図表17　新旧の事前ケア計画の比較

最善・最適な医療決断を行うための準備を始めるのです（図表17）。

　往診中の高齢患者さんとの会話で「先生、お迎えはいつごろ来ますかね」や「ある朝ぽっくり逝っていたいです」などの死や延命治療に関連した話題になることがありますが、その際は事前ケア計画の話をする好機であり「認知症になっていろんなことがわからなくなったら……なんて、考えたことはありますか？」「胃ろうについてどう思いますか？」といった質問をして会話を発展させていきます。明るく、時にユーモアを交えながらも、真摯《しんし》な態度での対応を心がけています。

　家族面談では、「お母様は胃ろう

や延命治療などについて、以前から何かおっしゃっていたりはしませんでしたか？」という質問を皮切りに、具体的な死のパターンを説明しながら相談していきます。

1、突然心肺停止状態になった場合
2、急性疾患にかかり入院加療が必要になった場合
3、老衰が進んで終末期になった場合

患者さんや家族との関係が浅い段階からこういった話をすると、その後の関係づくりに影響が出ることがありますので、ある程度関係ができるまで待つようにしています。仮に初期の段階で話を持ち出す場合でも「こういったことは将来必ず問題になりますので、おいおい相談させてください。また、ご家族内でも話し合ってみてください」と問題を提起するにとどめ、信頼関係ができてくるにしたがって、また高齢患者さんの虚弱が進行してくるにつれて議論をより具体的なものにしていくとよいと思います（*Ann Intern Med.* 2010［PMID:20713793］）。

チームの共同作業

さて、高齢患者さんの虚弱が進行し、いよいよ自身での医学的な決断が不可能になった時期に急病にかかってしまったら、周りの人だけで医学的な決断をしなくてはいけない場面が出てきます。私たちが患者さんと出会った日から皆で行ってきた準備がようやく役にたつ時です。

私たちは「お父様は胃ろうを作らないと栄養失調になりますが、どうしますか？」や「透析

を始めますか?」といったように家族に決断を丸投げすることはしません。以前にも増して頻繁にテーブルにつき、それまで築いてきた信頼関係をもとに家族の話し合いに参加させてもらうのです。

話し合いのなかでは「お父様の長く立派な人生の最期で延命治療に依存するというのはどうなのでしょうね」や「私たちも、お父様がまだ元気だった頃、いろいろなお話をさせていただきました。残念ながら、このような状況になった時にどうしたいかについてお聞きする機会はありませんでした。でもお父様だったらこのまま自然に生涯を終えたいとおっしゃるかもしれませんね」とそれまで共有してきた患者さんの人生観や価値観に基づいたコメントをさせていただきます。

重要なことは、このような経験をたくさん積んだプロの医療者が時間をかけて患者さんや家族と信頼関係を築き、いよいよの場面での大事な家族会議に参加させてもらうことなのです。患者さんと家族、医療者で行う事前ケア計画から、家族と医療者のみで行う実際の医療決断までは一連のプロセスであり、連続性を持った共同作業であるべきです(**図表17**)。

真の事前ケア計画とは

本章の冒頭で紹介した脳卒中の後遺症とうつ病に悩まされていた西島さん(83歳女性)ですが、昔は非常に明るく社交的で、長年にわたり会社を経営していた夫を陰で支えてきたそうです。家事はもちろん、趣味であった油絵や編み物もプロ級の腕前で、息子さんたちやそのお嫁さんをして「スーパー主婦」と言わしめていました。

そんな西島さんを次々に悲劇が襲ったのです。最愛の長男を山岳事故で亡くし、次男が家出、夫が他界、ついには自身も重い脳卒中に冒されました。私は、眉間にしわを寄せ布団に包《くる》まっている体重30kg強の彼女を往診するたびに、「生きていても仕方がない……」という彼女の口癖にいたたまれない気持ちになっていました。

西島さんの衰弱が進んできたため、家族を加えた終末期カンファレンスが行われました。当時の唯一の家族である三男夫婦や入居してからの5年間密接に関わってきた老人ホームのスタッフ、医療チームのメンバーは誰一人として入院や胃ろう造設を口にすることなく、ごく自然にホームでの終末期ケアを行うことになりました。

その数週間後、彼女は静かに夫や息子さんのもとへ旅立っていきました。数日後に行われた告別式の祭壇には、眉間にしわのないはつらつとした「スーパー主婦」時代の西島さんの顔写真が飾ってあり、その周りをプロ級の油絵が取り囲んでいました。

よく老人ホームに入居する際、家族に一枚の紙を渡して、「施設での看取りを希望する・しない」「胃ろう造設を希望する・しない」などの質問にチェックマークをつけてもらいますが、その作業は決して事前ケア計画とは言えません。

本当のそれとは高齢患者さんやその家族に関わる全ての人が日々のコミュニケーションから信頼関係（ラポール）を築いていくなかで、患者さんの人生、価値観、家族の文化などを理解し、近い将来必ず訪れる終末期をその人らしく、そして最高のものにするための準備作業なのです。

第十四章　胃ろう造設と人工栄養——医療の原点を固持せよ

老衰と人工栄養

米国での研修中に80代後半の認知症を持った女性患者ジョンソンさんを担当しました。彼女は腎盂《じんう》腎炎《じんえん》が悪化し、その他の臓器にも障害をきたす敗血症というかなり重篤な状態で集中治療室（ＩＣＵ）に入室してきました。そこでの懸命な治療の結果、一命は取り留めましたが、声をかければ数秒だけ開眼するだけの傾眠状態で自ら体も動かすことができない状態になってしまいました。もちろん、そのような状態では、起きてご飯をたべることなどできませんから、片方の鼻の穴から細いチューブを挿入して、そこから胃に直接栄養剤を流し込む人工的な栄養法を行っていました。しかしこの経鼻胃管による方法では経路が長いため、使用しているとチューブが途中で詰まったり、チューブによる鼻や咽頭（のど）、食道の粘膜損傷が起こってくることがあります。

そこで最近では、胃カメラを使ってお腹に穴をあけて胃にチューブを通すことで、比較的簡単に外界と胃内を結ぶ交通（胃ろう）を作る方法が行われています。胃ろうを通して外界から直接栄養剤を注入する人工栄養法は長期間でも安全に行うことができます。

私はジョンソンさんにもこの胃ろうを造設してもらおうと、その日の内視鏡の当番だったグラック先生のところへお願いにいきました。彼はジョンソンさんのカルテを読んで診察した後、私の方へその巨体を揺らしながら近づいてきました。そして突然薄い白髪頭を下げてこう言いました。

「トオル……、すまん、勘弁してくれ」

私は何事かよくわからずに、しばらくその場に立ち尽くしました。

高齢者の体は加齢にともない関節炎や聴力低下などの生理的変化や糖尿病や高血圧、心臓病などの慢性疾患、慢性めまい症や認知機能低下、転倒など高齢者特有の問題（老年症候群）を抱えていきます。さらに別れや喪失体験、社会的孤独、差別、経済難など様々な心理的・社会的ストレスを日々受けることにより、彼らの心身は着実に虚弱化していきます。

第一章で説明した虚弱化プロセス（**図表2**）では、一日のうち、かなりの時間を車椅子やベッド上で過ごし、会話もまともにできなくなるほど虚弱化した状態を高度虚弱期と呼んでいます。この時期が一定期間あった後に、咀嚼《そしゃく》（噛む）や嚥下《えんげ》（飲み込み）機能が低下し、食欲や食物自体への興味が減退する老衰終末期へと入っていきます。この頃になると、本来口から食道へ進むべき食物が呼吸器官である気管へ入ってしまう誤嚥《ごえん》が常態化し、時に肺炎を起こし、脱水や栄養失調状態になります。

私は老衰終末期での胃ろう造設や人工栄養には消極的で、老衰自然死に積極的な立場をとっています。誤解のないように確認しますと、何がなんでも胃ろうや人工栄養に反対というわけではなくて「老衰終末期」以外のケース、例えば比較的若年の方で食道や上気道に腫瘍などがあって食べ物が口を通らない場合や、神経難病などで咀嚼・嚥下機能が低下している場合など、全身の中で摂食の部分のみに問題がある場合は、積極的に人工栄養を検討すべきだと思っています。

人工栄養の有効性

胃ろうからの人工栄養法の有効性について調べてみました。医学の世界では、ある治療の有効性を見るために、その治療を行った患者さんの集団と行わなかった患者さんの集団を比較する臨床試験という手法がよく用いられます。

2000年に米国から、嚥下が問題で食事ができなくなった老人ホーム入居者を対象に行われた臨床試験の結果が報告されました。胃ろうを造設し人工栄養を行った入居者は1年間で約半数の方が、造設しなかった方は約6割の方が亡くなったとのことでした。

この結果からは、胃ろう造設にて1割の方が助かる（1年以上生き延びる）とも言えますし、胃ろうをしても（しなくても）半数以上の方が1年以内に亡くなる（1年間の生存率は50％弱）とも言うことができます（*JPEN J Parenter Enteral Nutr.* 2000［PMID:10772189］）。

また胃ろうを造設して人工栄養を行った場合、体重や血液中の栄養の指標であるアルブミン値が少しだけ増加したとの報告もあります（*Arch Intern Med.* 1988［PMID:3124777］, Dig Dis Sci.1994［PMID:8149838］）。

一方で、胃ろう造設によって、例えば歩けなかった人が歩けるようになったり、認知症が改善したり、苦痛が緩和したり、幸福度が向上したりなどの患者さんや、周囲が実感できる指標が良くなったという報告は見つけることができませんでした（*Dig Dis Sci.* 1994［PMID:8149838］, *Arch Fam Med.* 1993［PMID:8111526］）。

これらの研究結果を見ると、老衰終末期での胃ろうからの人工栄養法は、患者さんの状態はそのままで残された時間だけを延ばす「純粋な延命治療」だと言わざるをえないことがおわかりいただけると思います。そしてこのことは、私や他の多くの医師の経験や見解と合致しています。

患者さんの思いと周囲の思い

第十三章の事前ケア計画（advance care planning）で説明したように、患者さん本人が治療を受けた方がよいのか否かといった決断能力を失った時には、通常家族による代理決定が行われます。代理決定の場面では時に、すでに意思を表出できなくなった患者さん本人の意向よりも家族の願望や価値観、世間体などが決断により強く影響することがあります。

胃ろう造設か否かの決断場面はこの問題の典型的な例です。周囲（家族）からすれば人工栄養により患者さん（肉親）の栄養指標が改善したり、もう少し長生きしそうだということになれば嬉しいし安心もするでしょう。しかし、肝心の患者さん本人はどう思っているでしょうか。多くの場合、すでに寝たきりとなり、意思疎通もできなくなっているので、何も思わないのかもしれませんが、だとしたら人工栄養によって改善された栄養状態や延長された時間は患者さんにとって価値のあるものでしょうか。

私が恐れているのは、長い人生を生き抜いてきた高齢患者さんが自身の最後の重要な決断に参加できず、意にそぐわない形で最後の時間を過ごす無念さを意識の深層で嘆いているかもしれないことです。周囲の人間が、自分たちの家族を失うかもしれない不安や悲しみからの逃避や安堵と引き換えに、高齢患者さん自身の尊厳を損なっているかもしれないことです。私の考えすぎでしょうか。

道徳的に正しい行為とは

グラック先生は、老衰終末期（と思われる）のジョンソンさん（80代後半女性）への胃ろう造設の依頼に対しノーと返答したのです。私は彼があまりにも申し訳なさそうにしているので、それ以上お願いしたり、その理由を聞いたりはしませんでした。

彼は胃ろうからの人工栄養法に関する研究結果を知っていて、ジョンソンさんへの胃ろう造設は医学的に無意味だと思ったのかもしれません。また単に彼女のあの状態での胃ろう造設は彼の道徳観からは受け入れられないものだったのかもしれません。日々の精進で得た卓越した内視鏡技術を「適切でない」場面では使いたくないという内視鏡医のプロ意識や、自分は単なる技術屋ではないというプライドが影響したのかもしれません。

当時の私は、米国でも蔓延していた「食べられなくなったら胃ろう」という短絡的な思考に支配され、人工栄養という延命治療を深く考えていませんでした。グラック先生はそうした潮流に静かに抵抗し、私を諭《さと》してくれたのかもしれません。私の米国研修のなかで決して忘れることのできないエピソードです。

虚弱化プロセスで示したように多くの高齢者はある共通した経過をたどって虚弱化し、高度虚弱期から終末期、そして死に至ります。そして私はある意味、老衰とは不治でゆっくり進行し死に至る病いとも思っています。嚥下障害や食欲低下、食事への興味の喪失は老衰という不治で進行性の病気の終末期の症状と考えることはできないでしょうか。他にも癌や神経難病などの不治で進行性の病気があり、それらにも終末期の延命治療にはかなり慎重になると思いますが、それらとどこが違うのでしょうか。「食べられなくなったら生存できない」という自然界の掟《おきて》を人間にも適用することは一考に値するかもしれません。

人間は高度医療技術をはじめとする様々な科学技術の発展の恩恵を受けて、他の生物ではできないことを可能にしている現状があります。しかし人工栄養のような延命治療で老衰自然死のプロセスに干渉・変更し、人生の最後の一ページを書き換える行為は道徳的にどうなのでしょうか。技術的にできることであれば何をやってもよいのか、できることでもやってはいけないこともあるのではないか。今後もさらに医療技術は発展し続けるでしょうが、常に考えていかなければならない命題だと思います。

医療の原点を固持せよ

私たちは、胃ろうを含めた延命治療について早い時期から高齢患者さん本人や家族と話し合う機会を持っています。異なる見解を持つ患者さんや家族とも、話し合いを繰り返していくと時間とともにお互いの理解を深めることができます。このことが影響しているかどうかわかりませんが、最近では胃ろう造設を決断される患者さんや家族が減っているような印象を持っています。もちろんすでに胃ろうを造設されている患者さんや十分な話し合いの末にそれでも胃ろう造設を選択された患者さんに対しても、最善の医療やケアを提供し続けるのはプロの医療人として当然のことです。

超高齢社会を突き進む日本の医療現場において、今後も人工呼吸や透析など他の延命治療と同様、終末期における胃ろう造設・人工栄養の是非は議論し続けられるでしょう。その際に、研究結果などの科学的根拠を求める「サイエンス（自然科学）」と、倫理観や哲学、道徳的正しさを追求する「アート（人文科学）」の両方を駆使して、患者さんにとって何が最善かを考え抜く、という医療の原点をいかに固持できるかが、この問題の核心であると思います。

第十五章　高齢者終末期医療——看取りパイロット

終末期医療の演出

進行期パーキンソン病の虚弱高齢男性（87歳）の福井さんが肺炎で近くの病院に入院していましたが、その治療を終え老人ホームへ帰ってきました。数週間の入院でずいぶん弱ったように見えました。入院前は手引きで歩行し、しっかり椅子にも座れて会話もできていた彼が、退院後は寝たきり状態となり、意思疎通が困難になっていました。

食事に関しても退院直後はなんとか食べていましたが、数週間後から摂取量が低下してきました。福井さんには2人の娘さんがいましたが、その2人の関係があまり良くないらしく、ホームも別々に訪れてスタッフ職員や医療者にはお互いの悪口を言っていました。

福井さんの状況を心配した我々は、2人の娘さんをお呼びして家族カンファレンスを行いました。当初娘さんたちの間には状況理解の程度に差があり、話し合いの最中にも大声をあげたり、お互いを罵り合ったりすることもありましたが、数回の話し合いを経て、ホームにて終末期ケアを行うという結論に収束しました。

私は職業上、高齢患者さんの看取りを行うことが多いのですが、高齢患者さんの終末期を、切り取られたワンシーンではなくその方の長い人生航行のエンディング、航空機に喩えるならば長い航行を経てその高度が低下し始めてから着陸まで、と考え、その人らしい良い終末期医療を提供できるように心がけています。

高齢者は老衰を含めた様々な病気を患うことにより、いくつかのパターンで日常生活動作（ＡＤＬ）や可動性が低下し死に至ります（*BMJ.* 2005［PMID:15860828］）。高齢患者さんがどのようなパターンで最期の時を迎えることになっても、医療者には日々衰弱してゆく患者さんのあらゆる苦痛症状をコントロールし、安らかな最期を提供する義務があると思います。長い航行をしてきた航空機の高度を平穏に低下させ、安全に軟着陸させる熟練パイロットの仕事を想像してもらうとわかりやすいでしょう。

また私が行っているような高齢者施設や在宅場面での終末期医療には、いろいろな人が関わりますが、それらを「マネジメント」しながら、高齢患者さんや家族にとっての一大イベントを、安心感と幸福感があふれるものにしたいと常々思っています。

経営の神様と言われ著書『マネジメント』が有名なピーター・Ｆ・ドラッカー風に言えば、

主に老人ホームでの看取りを行う私にとって、第一の〝顧客〟は言うまでもなく高齢患者さんでありますが、その家族や友人、そして老人ホームのスタッフも〝顧客〟として、それぞれ「安心感と幸福感」と「満足感とやりがい」を感じてもらうような終末期医療を提供することを心がけています。

終末期への移行期

ホームにて終末期ケアを行うことに決定した福井さん（87歳男性）の飲み込む力はほぼなくなってしまったため、全ての内服薬を中止しました。味や舌触りを楽しんでもらう目的で彼が大好きだったアイスクリームや羊羹《ようかん》を少量ずつ食べてもらったところ、顔がほころび、それを見ていた娘さんたちも顔を見合わせ笑顔になりました。それまであまり訪れることのなかった長女さんを中心に、親戚や友人が毎日のようにお見舞いに訪れ、福井さんの人徳を感じさせられました。福井さんから痛みの訴えや苦痛の症候はなく、安定した状態で3週間ほどが経ちましたが、その間も老人ホームのケアスタッフにより口腔ケアや入浴ケアは日々続けられました。

進行期の認知症を患い、寝たきり状態となっているような高度虚弱高齢者は多くの介護を受けながら自宅や高齢者施設で安定した生活を送っています。しかしある時期になると飲み込みの機能が低下し、食欲が減退し、また食事や食べ物そのものへの興味を消失して経口摂取量が低下してきます。

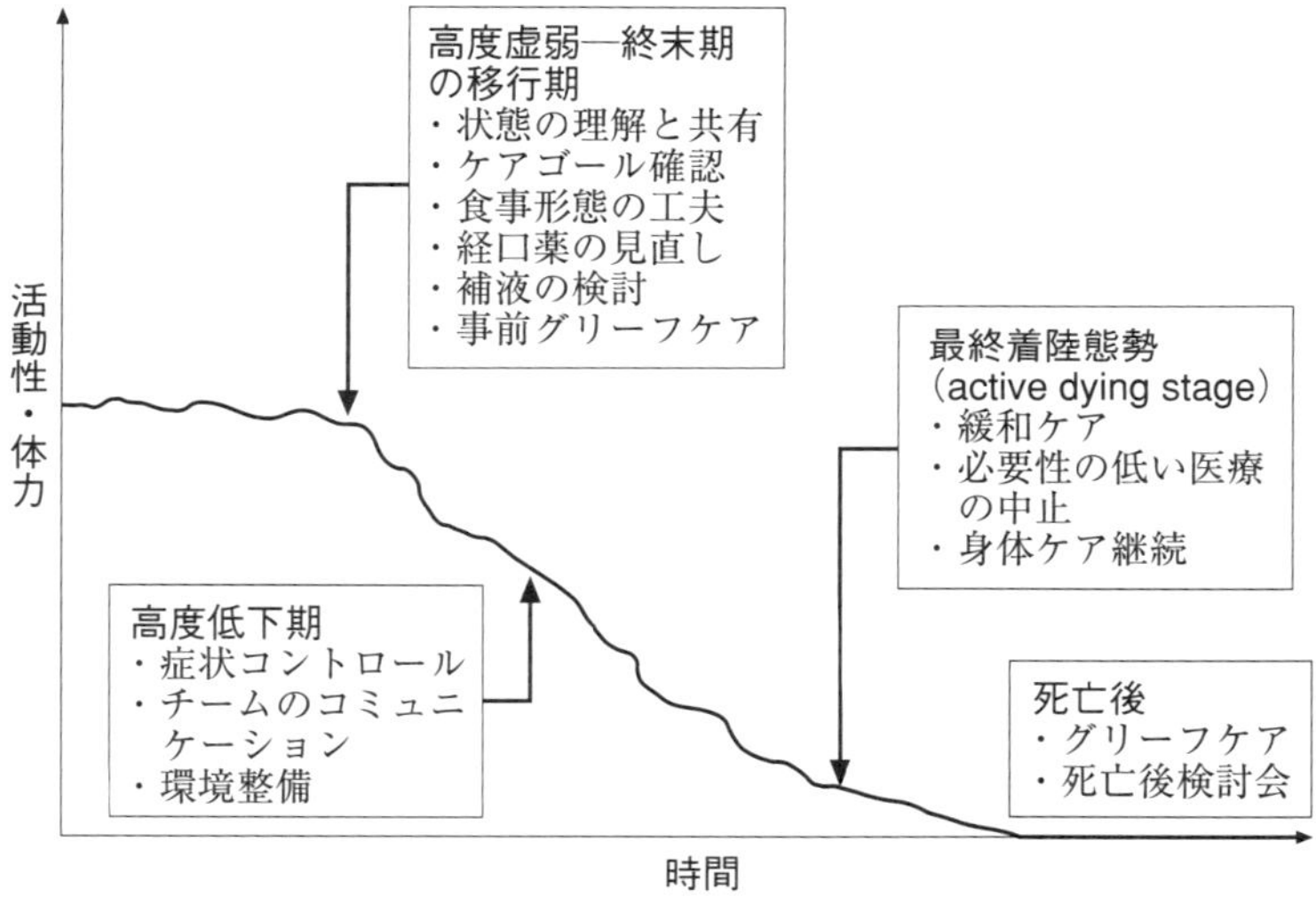

図表18　看取りのプロセス

このような変化が出現してくる「終末期への移行期」では、医療者と家族がさらにコミュニケーションをよくとる必要があります。虚弱化プロセスの終末期（第一章**図表2**）へ入ったので残された時間は限られてきている、という事実を共有し、その貴重な時間を平穏に、そして価値のあるものにするためには何をすればよいかをチームで考え、ケアのゴールやプランを確認する必要があるからです。特に、家族の複数のメンバーや親戚、友人、医療者、老人ホームスタッフなど多くの人が患者さんのケアに関わるので、そのなかで病態や見通しについて認識のずれがある状況下では、終末期ケアをスムーズに行うことは難しくなります。

福井さんの場合も、よくお見舞いに来

ていた次女さんはお父さんの残された時間は長くないと感じていましたが、長女さんはもっと楽観的でまだ数年は生きるのではないかと思っているようでした。ミーティングでは私から福井さんの残された時間は短いことを説明し、娘さんたちを含めたチームメンバー全員の意識を終末期ケアにギアチェンジするように促したのです。そしてこの時期における家族を含めたコミュニケーション（現状や見通しの説明）をよく行うことは、患者さんの死後の家族の悲嘆を軽減しうる事前グリーフケアそのものです。

このような手続きは、長い航行を続けてきたパイロットが着陸態勢に入る前に雲や乱気流の位置を確認し、降機地の情報収集を行い、チームメンバーにアナウンスする作業に似ていると思います（**図表18**）。

終末期ケアの実際

終末期が進行し、経口摂取がほとんどなくなった場合、一日５００㎖程度の点滴を行うことがあります。科学的な裏付けがあるわけではないのですが、特に意識のある患者さんでは口渇感や倦怠感などを伴う脱水症状が緩和されるはずです。あまり多く点滴しすぎると今度は心臓に負担がかかったり、痰が増えたりします。このような状態でのエネルギー消費量（基礎代謝）や尿や汗以外に放出される水分である不感蒸泄《じょうせつ》は低下しているためか、消費される水分量は少なく、この程度の点滴量でも一日２００㎖程度の尿量を保ちながら、状態は安定していることが多いのです。経験的にこの時期の多すぎる点滴や栄養補給は、逆に患者さんに苦痛を与えることになるので控えるべきでしょう。

内服薬について医師はその状況下（老衰終末期）で服用する必要があるか否かを判断しますが、ほとんどの場合全て中止し、苦痛を緩和するために必要な薬は座薬や貼り薬、注射薬で投与することになります。患者さんは徐々に衰弱が進む過程で倦怠感を訴えることが多いですが、若年患者さんと比較して痛みや呼吸困難などの強い苦痛症状を呈することは少ないように思います。徐々に生命の高度を下げているこの場面では、状態の乱高下や苦痛症状（揺れ）がないよう、医学的には最も気を遣う時期です。

最終着陸態勢

福井さんは声をかけてもゆすっても反応しない昏睡と呼ばれる状態になったので、点滴を減量し、呼吸が荒くなり苦しそうに見えたので塩酸モルヒネ注射を持続的に皮下組織に注入する方法で苦痛の緩和を試みました。遠くから駆けつけた親戚の一人が点滴の継続を訴えましたが、「最期が迫っており、これ以上の点滴は苦痛を増加させます」と理解を求めました。

その2日後、家族と友人の総勢10人ほどに見守られ、臭いも汚れもないきれいな体で安らかに最後の息を引き取りました。

約1カ月後のある日、福井さんの2人の娘さんが笑顔で私のクリニックを訪れました。「本当にありがとうございました。これからは姉妹仲良く力を合わせてがんばっていきます」。父親の終末期ケアを通じておふたりの関係に大きな変化があったようでした。

声をかけても、揺すっても反応しない昏睡状態や血圧の低下、血中の酸素濃度の低下、尿が出なくなること、などは生命の最終着陸態勢（active dying stage）に入ったことを意味するサインです。家族やチームメンバーとそのことを確認し、これ以上の点滴は喉《のど》や気管の分泌物を増やしたり、時間を引き延ばして苦痛を増強するため、中止すべきでしょう。

最終ステージに入ると様々な原因から体が酸性化し、それを中和するために呼吸が荒くなりますが（二酸化炭素を排出することで中和しようとします）、この際、患者さんが呼吸苦を感じている可能性もあるため、酸素やモルヒネを投与すると苦痛を緩和できますし、周りで見ている人も安堵します。ごく稀にモルヒネなどでも緩和できない強い苦痛を感じる方がいらっしゃいますが、そういった場合には全身麻酔の時に使うような強い鎮静剤を使って苦痛を緩和できますから、そのような時には医療者に相談すべきです。

最後に、愛する人の安らかな最期やきれいな体が遺族の悲嘆を軽減する、との報告がたくさんありますので、終末期の症状コントロールや身体のケアの重要性を自分や看護師、介護スタッフにいつも言い聞かせています。

2年ほど前に、90歳を過ぎていたと思われる宇野さんという老人ホーム在住の高齢女性を訪問診療していました。その方が、私の海外出張中に突然急変し、まさにピンピンコロリという感じで亡くなってしまいました。

医師が多い宇野さんの家族とは、以前から不測の事態についての相談は行っていて、年齢も年齢だし何があってもバタバタしない、特に心肺停止時には緊急蘇生を行ったり、病院搬送をしないことを申し合わせていました。

しかし彼女の急変時、何かの間違いで緊急蘇生が行われ病院へ救急搬送されてしまいました。病院で死亡を確認されたそうですが、国外にいた私は、家族が我々の対応についてかなり立腹されているという報告を受けました。

後日、私は宇野さんのお通夜に出かけていき、家族に、私が不在で申し合わせていた対応ができなかったことを深くお詫び申し上げたところ、「先生がいなくてもちゃんとできるようにしておいてもらわないと困るよ、でも今日は来てくれて本当にありがとう、嬉しいよ」と大先輩の方々から優しいお言葉をいただきました。

宇野さんの一件以来、私はできるだけ亡くなった患者さんの通夜か告別式に参列するようにしています。「それは医師の仕事ではない」とか、「そんなエネルギーがあったら、亡くなる前に使うべきだ」などの声があるとは思います。しかし、高齢患者さんの人生の最終章に深く関わった老人ホームの医師として故人を偲《しの》び、生前を少なからず反映する儀式を通してその方の人生への理解をさらに深めることができると考えています。また、不謹慎かもしれませんが昨今、多様な故人の価値観や家族の文化を反映してか様々な様式の告別式があり、興味深いことこの上ありません。ご遺体を皆で取り囲み故人の好きだった歌を合唱したり、結婚式のようなスライドショーがバックに流れたものもありました。式に参列することは私にとっての第二、第三の〝顧客〟である家族を癒し、老人ホームのスタッフと思いを共有する目的もあります。医師である私が行くことで家族に「父（母）は先生にこんなに大切に思われていたのだ」とか、スタッフに「先生も我々と同じ気持ちなのだ」と思ってもらえたなら本望だと思い、通常業務後の残り少ないエネルギーを振り絞って行くことにしています。もちろん私の鞄の中には常時黒いネクタイと数珠、香典袋が入っています。

患者さんが亡くなった後の家族へのグリーフ（悲嘆）ケアやスタッフとの思いの共有作業は、航空機が着陸した後にパイロットが地上を運転してターミナルまで機体を安全に運ぶ作業に似ていると思います。タラップ横の停止位置でブレーキを引くことによって初めて、高齢患者さんの長い人生航行、家族やホームスタッフによる献身的ケア、そして我々の終末期医療が完結するような気がします。

超高齢社会が急速に進むなか、日本の医療の中心が、それまでのキュア（治癒）からケア（癒し）に移行しています。医学的には「何もしない（治療しない）」終末期医療を「最高のサポートケア（best supportive care）」を行う医療と再定義することによって、新たな医師の役割と仕事が創造されると思いますが、いかがでしょうか。

第十六章　高齢者への事実告知――正しいことは何か

高齢者に悪いニュースを伝えるべきか

91歳女性の柴さんは、家庭を顧みない夫（10年程前に死亡）に頼らず3人の娘さんを立派に育て上げた鎌倉の専業主婦でした。独居が困難になった6年前から介護付き老人ホームに居住しておられ、娘さんたちが日替わりで訪問するほど愛されている母親です。足腰は弱っていて車椅子で移動していますが、見た目は実年齢よりかなり若く見え、頭もしっかりしています。

柴さんは1年以上も前に、悪性黒色腫（皮膚癌の一種で悪い経過をとることが多い）が発症した左手の親指の切断手術を受けましたが、最近になってその転移と思われる多発性の腫瘍が両肺に見つかりました。娘さんたちは「治療法があるわけでもないし、母親には転移の事実を知らせずにいたい」と切望しています。

妻に先立たれ、5年前から老人ホームに入居している86歳男性の藤村さんは全身に大小の皮膚腫瘤《しゅりゅう》（こぶ）ができる神経線維腫症を患っています。元来内向的な性格であり、最近では一日中うたた寝をしているかテレビを見ているかで、こちらが話しかけても無視されることが多いです。このような感じで診察や検査もなかなか難しく、認知症の有無などの評価はできていませんが、時々テレビのバラエティー番組を見て笑っているところを見ると、すくなくとも進んだ認知症ではなさそうです。

藤村さんのキーパーソンでよく面会に来てくれていた長男さんが、胃癌になり治療中であることを長女さんから聞いていたのですが、不幸にも亡くなったというニュースが入ってきました。

藤村さんの唯一の家族となった長女さんは、「父親はひどく悲しむだろうから、兄の死を伝えたくない」と言っています。

虚弱な高齢患者さんへの事実告知、特に悪いニュースを伝えることの是非を問う二つの事例を紹介しました。調べてみますと意外にもこの問題は世界中で関心を持たれており、文献によるとイタリアやフランスの他アジア、中南米、中東などの国々では告知を控えた方がより人道的であり倫理的であるという風潮が強いらしいのです（*JAMA*. 2001［PMID:11743841］）。その理由としては、特にアジアの国々では儒教の影響が強いとする説があります（*J Med Philos*. 2004［PMID:15371186］）。

日本では過去に、若年患者さんであっても病名を告知せずに抗癌剤やその他の治療がなされた時期がありましたが、現在では医学の進歩や情報の普及などにより、そのようなことはなくなりました。

しかし高齢者に対しては、認知症だから理解できないのではないか、悪いニュースを聞くことによって精神的ショックを受け抑うつ状態になり、生きる希望を失うのではないかという様々な理由で、事実の告知を控えられることが多いように思います。

二つの道徳理論

おそらく悪性黒色腫に全身が侵された柴さん（91歳女性）と最愛の息子さんを失った藤村さん（86歳男性）、それほど認知機能が低下しているとは思えない2人に、家族が反対しているからといって、それぞれの人生にとって非常に重要な事実を知らせなくてよいのでしょうか。

米国の政治哲学者であるマイケル・サンデル教授のハーバード大学での実際の講義を収録した「ハーバード白熱教室（Justice with Michael Sandel）」がテレビで公開され、その中で、二つの道徳理論が紹介されていました（**図表19**）。

一つ目の結果主義的な考え方（consequentialist moral reasoning）はイギリスの哲学者であるジェレミ・ベンサム（1748－1832）によって紹介された道徳理論で、ある行動をとっ高齢者に悪いニュースを伝えるべきか？

結果主義的な道徳理論
consequentialist moral reasoning

「精神的に落ち込んで生きる望みを失うと思われ、
事実を伝えるべきではない」

無条件的（定言的）な道徳理論
categorical moral reasoning

「事実は事実、隠さずに伝えられるべきである」

図表19　二つの道徳理論

て、その結果が良いものとなるような行動を正しいとする考え方です。逆に良い結果を生まない行動は道徳的に正しくない行動と考え、この道徳理論を重視すると常に行動や決断の結果を意識して立ち振る舞うことになります。もしこの結果主義論者の立場に立てば、虚弱な高齢患者さんを抑うつ状態に陥れ、生きる望みを失わせてしまうかもしれない厳しい事実を告知することは、道徳的に正しくない行動と言え、柴さんと藤村さんの娘さんたちの要望はこの考え方に基づいていると言えます。

二つ目は無条件的（定言的）な考え方（categorical moral reasoning）であり、これは行動の結果いかんにかかわらず、行動そのものがもつ本来的な性質によって、無条件に道徳的正しさが規定されるという考え方です。ドイツの哲学者であるイマヌエル・カント

（１７２４－１８０４）によって提唱されました。柴さんにとっての悪性黒色腫の転移や藤村さんにとっての長男の死はかなり厳しい現実であることは間違いありません。しかし自分の体や家族に起こっていることは、たとえそれがどんなに厳しい現実でも無条件に知らされなくてはいけない、そしてそれがこの世に生きる人間の権利であると同時に義務でもあるというのが無条件的（定言的）な考え方です。

２人に事実を告知すべきか否かに関して、多職種ミーティングと家族面談で相談しました。私はどちらかというと、いずれの事実も本人に知らされるべき重要な情報であり適時のタイミングでの告知を行った方がいいと思っていたのでその旨を提案しました。また仮に本人が後で事実を知った場合、それを隠していた周囲に対して大きな不信感を持ちうる懸念や、告知後のスタッフ全員での精神的なサポートの提供にも言及して告知を勧めました。

両家族とも家族内でもう一度検討させてほしい、と決断を先送りしました。悪性黒色腫の柴さんは数週間後に突然状態が悪化し、家族とスタッフに囲まれて息を引き取りました。息子さんの死を知らされていない藤村さんは今でも同じ調子で普段通りの生活を続けています。

医療の結果主義化

１９９０年代に欧米から輸入した「根拠に基づく医療（Evidence-Based Medicine：ＥＢＭ）」はここ十数年で日本にもかなり根付きました。これはインターネットから得ることができる世界中の臨床研究の結果（よくエビデンスと言われます）と目の前の患者さんの意向を統合して、様々な医学的決断を行う画期的な医療のツールです。医学と情報通信技術（Information and Communication Technology：ＩＣＴ）の両者の発展が融合した賜物《たまもの》と言えますが、これによって診断の正確性や治療の効果などの「結果」がより注目され、医療の結果主義化が進行しました。

私も根拠に基づく医療（ＥＢＭ）の重要性は認識していて、高齢者医療の現場にも積極的に導入を試みていますが、時々困難を感じています。まず高齢患者さんは臨床研究の対象から除外されていることが多く、高齢患者さんを含んだ、また純粋に高齢患者さんだけを対象にした臨床研究はそれほど多くありません。高齢者は多くの健康問題を抱えているため、臨床研究の追跡中に予期せぬことが起こり研究結果の解析が難しくなるからです。また一般的に高齢患者さん自身の臨床研究への参加は消極的です。比較的若い人を対象に行った研究結果をエビデンス（臨床研究の結果）が少ない高齢者医療に適用してはどうかという考えもありますが、それに対しては否定的な意見が多いです。

ＥＢＭを行うにはエビデンスはもちろん、それに対する患者さんの好みや意向が必要ですが、認知症や老年期うつがある高齢患者さんからはそれらを汲み取りにくいという事情があります。ご自身で考えられない高齢患者さんの場合、家族の方に意見を伺うことが多いですが、彼らの願望や価値観、世間体などが決断により強く影響することがあるという代理決定の問題点（第十三章）も無視できません。一般的に高齢者医療は根拠に基づく医療（ＥＢＭ）が機能しにくい現場であると言えます。

医療の結果主義化が進行する一方で、高齢者医療にはそれにはそぐわない問題があることも事実です。それは高齢者への事実告知（本章）や胃ろう・人工栄養（第十四章）などの延命治療の問題です。これらに関しては根拠や結果の善し悪しにかかわらず、行動そのものが道徳的に正しいことなのか否かといった本質的な意味を考える、無条件的（定言的）な考え方が結果主義思考よりもより重視されるべきだと思っています。

米国の充実した告知後ケア

国民皆保険制度がなく悪名高い米国の医療制度ですが、高齢者に対する医療は充実していると思います。65歳以上の全ての高齢者は公的医療保険であるメディケアに加入し、必要な医療を受けることができるからです。さらにそのメディケアにはホスピスプログラムという、様々な病気で余命６カ月未満と診断された患者さんが契約すれば多くの特典を受けることができるプログラムがあります。ホスピスの患者さんは病院への受診や入院は基本的にはしないという条件で、医師の往診や看護師の訪問看護などに加えて介護サービス、牧師によるスピリチュアルケア、心理療法士などによる家族へのグリーフ（悲嘆）ケアなど、充実した多くのサービスを安価か無料で受けることができるのです。

告知後のケアを充実させ、終末期の緩和医療を推奨し医療費を抑制しようという医療政策上の意図も感じないわけではありませんが、このプログラムの存在が終末期患者さんの緩和ケアへのスムーズな移行や身体的・精神的ケアの充実、経済的サポートに貢献しているのは事実だと思います。日本が悪いニュースの告知に対して消極的なのは、告知後の精神的ケアが充実していないことが一因かもしれません。

地域での高齢者サポートを

第七章では、多くの高齢者が老いを嘆き、孤独や差別、経済難に悩み、近づいてくる死への不安を抱いているという私の老年科医としての観察をお話ししました。ただでさえ多くの精神的ストレスに曝《さら》されている高齢患者さんが、特に命に関わるような悪いニュースを知るのはどれほど辛いことか想像もつきません。

高齢患者さんの健康に関する悪いニュースはそのほとんどが医療機関で発見され、伝えられるとすればその医療機関で伝えられます。その告知による精神的ショックをサポートするのは家庭しかなく、家族にサポートする自信がなければ伝えないという選択がなされることもあります。

高度経済成長以後、個人主義の台頭と核家族化の浸透による地域における地縁的なつながりの希薄化がさけばれて久しいですが、その影響を最も受けているのが地域の高齢患者さんに対する身体的・精神的・社会的サポートだと思います。まずは地域社会の復興か新たなそれの創造、そして医療機関と地域社会がしっかり連携することが重要です。そして高齢患者さんに断続的に関わることしかできない医療機関よりも、継続的に関わっていける地域社会こそが、多くのストレスに日々耐えている虚弱な高齢患者さんのサポートの中心になるべきだと思います。

そしてそこでは、

「母親に本当のことを伝えるべきか迷っています……」

「事実をお伝えしましょう。そしてお母様を皆で支えていきましょう」

このような会話が自然に行われるはずです。

第十七章　老衰終末期における代理決定──医療父権主義の復活か

老衰自然死の選択

第一章で紹介した82歳女性の進行期のアルツハイマー病患者さんである小島さんと元大学教授の夫（88歳）にもう一度ここで登場してもらいます。彼女は私が往診する有料老人ホームに入居していて、覚醒と睡眠のリズムと飲食の機能が残っているのみで、会話をすることも自身で体を動かすこともできません。近くに住む夫は、毎日ホームに来るのが日課で、もちろん往診時には必ず立ち会って、話すことのできない妻に代わって日頃の様子を詳しく報告してくれます。

1カ月ほど前から小島さんは日中も傾眠状態であることが多くなり、嚥下《えんげ》機能が低下し食事量が減ってきました。

第十四章で議論したように私はその有効性や道徳的観点から、老衰終末期の患者さんへの胃ろう造設・人工栄養には消極的な立場を、逆に言えば老衰自然死に積極的な立場をとっています。自分の考えを患者さんや家族に押し付けているわけではありませんが、私が訪問診療をしている老人ホームでは多くの高齢患者さんや家族が老衰自然死を選択されます。

本章では老衰終末期において延命治療ともう一つの選択肢である老衰自然死を検討してもらうための私たちの取り組みをご紹介しながら、超高齢社会における医療者の新しい仕事について提案したいと思います。

早期から話し合いを行う

私が訪問診療をしている老人ホームでは、高齢患者さんの虚弱化が進んで、活動性が車椅子での移動やベッド上の生活に限られるようになり、身の回りのことが自分でできなくなる高度虚弱期（第一章の虚弱化プロセス〔**図表2**〕参照）に入ったら、患者さん本人や家族、医療者と施設スタッフで今後の医療やケアに関するミーティングを行います。

やはり虚弱な高齢患者さんはいつなんどき体調を崩すか予測が難しいので、もしそのような状態になった場合誰に連絡をとるのか、どこまで施設で治療すればよいのか、どこの病院の受診を希望されるのか、など患者本人や家族の希望をあらかじめ聞いておきます。信頼できる医師－患者関係ができていれば心肺停止時に蘇生術や救急搬送をするのか、胃ろう造設や人工呼吸などの延命治療を希望するか、のような難しい問題も率直に相談できます。

まだまだ元気で現実味が薄い時期の患者さんの意向は信頼性に欠けるかもしれませんが、より率直に相談できるかもしれませんし、最初から確固たる意思をもって心肺停止時の蘇生術やあらゆる延命治療を拒否しますと紙に書いて持ってくる方もいます（第十三章）。

ポイントは、高齢患者さんの心身が比較的落ち着いている時期にこういったことを相談すべきだということです。老衰過程の終末期になってくると食物がうまく飲み込めなくなり、誤嚥《ごえん》が常態化し誤嚥性の肺炎を繰り返してきます。病院などで、あるいは施設へ入所するために胃ろうを勧められた家族は、ある意味追い詰められた状況下で人工栄養をしなければ見殺しという雰囲気に押され、胃ろうの造設を選択せざるを得ないケースが多いように思います。早期から医療者を含めて話し合いをしておけば、このような事態は避けられるかもしれませんし、大きな見解の相違も時間をかけた話し合いのなかで小さくしていくことができるかもしれません（*Ann Intern Med.* 1999［PMID:10366374］）。

代理決定ではなく意思代弁を

私は小島さんの夫とことあるごとに「奥さんに何かあったら……」について話をしていたので、蘇生術や病院搬送、延命治療はしないでほしい、という夫の意向は皆に周知されていました。

老衰終末期に入ったこともあって再度家族と医療チーム、施設スタッフのミーティングを行ったところ、それまで面会にも来たことがない小島さん夫婦の一人娘さんが初めて参加しました。そこで彼女が「母親にはもう少し生きていてほしい」という願望や「苦しむところを見たくない」という老衰自然死への不安を表出したことで、夫は困惑している様子でした。

胃ろうの造設を検討しなくてはならないような状況の高齢患者さんは、認知症やその他の原因のために自分で医学的な判断を行うことができなくなっている場合が多いです。したがって必然的に家族が患者さんの代理人として決断のプロセスに関わります。これは今まで近くにいた家族であれば、患者さんの表出できなくなった意思を代弁できるという前提と期待に立った考え方ですが、このことに関しては専門家の間でも「医療の素人がどこまで状況を理解できるのか」という疑問や「感情的になりすぎて現実よりも希望を求める」という批判もあり、課題は多いです（*Crit Care Med.* 2003［PMID:12771581］）。

実際に小島さんの娘さんのように、母親がどう思っているかよりも自分がもう少し生きている母親を見ていたいという自分本位な感情があったり、時々報道でもあるように家計上の理由で（年金受給目的で）延命させたいという代理決定もあります。よく、1％でも望みがあれば……といって状況にそぐわない決定が行われることがありますが、これは感情的になりすぎて現実を直視するよりも希望を追い求めている例です。

最も大事なことは、代理決定権を持つ家族に自身の希望ではなく高齢患者さんの意思を代弁してもらうように促すことです。これには医療者の問いかけ方がとても重要で、「ご主人の胃ろうについて、奥さんはどうしたいですか?」という聞き方ではなく、「ご主人がもし話せたら、何とおっしゃるでしょうか?」と問いかけるべきなのです。

明確な医学的アドバイスをする

もう日本でもかなり浸透してきたインフォームド・コンセントという言葉ですが、その意味は「十分な説明を受けた上での自由な選択(決断)」です。

例えば病院で、医師から「○○という病気を疑っていまして、△△という検査をすると診断できて治療で治すことができます。この△△という検査は□%の確率で事故が起こります。ただ検査を受けないと診断できませんので○○を治療できません。どうされますか、△△をお受けになりますか」と十分に説明を受けた上で、その説明を理解した患者さんが自由な選択をすることです。認知機能の低下がない比較的若い患者さんであれば、与えられた情報をもとに自分で考え自分で決断することができますが、何らかの理由で自己決定ができない場合は誰かが決断をサポートするか、完全に肩代わりして代理決定を行うことになります。

代理決定の場合もインフォームド・コンセントの原理は変わりません。ただ老衰終末期の場面では、家族とはいえ他者の生死に関わる非常に大きな決断を行うことになり、それは自分で自分のことを決定するのと比較にならないぐらいの大きな精神的ストレスを伴います。決断後も長きにわたって「本当にあれでよかったのか」と思い悩む日々が続くそうです(*J Gen Intern*

Med. 2006［PMID:16965559］)。

米国での研修中、70代の男性だったブラウンさんが重症肺炎の治療のため集中治療室にいました。集中治療4日目の朝、ブラウンさんの妻が集中治療部の部長であるウェスリー医師に呼ばれ、ミーティングルームには妻以外に子どもさんやブラウンさんの兄弟など総勢7－8人が入ってきました。

ウェスリー医師は皆を前にして淡々と話しました。

「ブラウンさんの肺炎は丸3日間の集中治療に反応せず改善の徴候が全く見られません。これ以上治療を続けても良くなる可能性はないでしょう。残念ですが緩和ケアへの移行をお勧めします」

その瞬間、妻は泣き崩れそこにいた全員ががっくり肩を落としてうなだれました。しかしその後しばらくして、皆がウェスリー医師のところに駆け寄って笑顔で握手を求めてきました。私はその光景を見てわけがわからなくなりました。

お昼休みにウェスリー医師は研修医たちを集めてこう言いました。

「積極的治療から撤退し緩和ケアに移行する時も、普段の検査や治療をする時と同様に医師が明確な医学的アドバイスを与えるべきです。あの家族はこの3日間、日に日に状態が悪くなっていくブラウンさんを見ながらいろんなことで悩んでいました。家計の問題もあったと聞いています。ブラウン夫人も、緩和ケアへ移行した方が……と思っていたと思いますが、言い出せませんでした。医師が積極的治療から緩和ケアへの移行という明確な医学的アドバイスを与えることによって彼女や家族の代理決定の重荷を軽減することができるのです」

それ以来私は、家族が面談の席で迷っている時には「○○さんの現状や事前の意思、ケアのゴールを考慮すると、胃ろう造設をお勧めしません」と明確な医学的アドバイスを与え、家族が老衰自然死を考えている時には「私たちもそのように考えていました。一緒に良い終末期ケアができるようにがんばりましょう」と家族の意向を後押ししています。医療者が明確な医学的アドバイスを与えることによって、人の生死がかかった重い決断を義務付けられた代理決定人が感じる罪悪感や責任感を軽減できると思います。そして老衰自然死を決断する代理人の責任を肩代わりすることも、超高齢社会の医療者に与えられた新しい仕事の一つだと考えています。

平穏な最期を約束する

私は進行期認知症で老衰の終末期に入った小島さんの夫と娘さんに次のように提案しました。「お母様の認知症はかなり進行しており飲み込みの力も弱くなって、残された時間は短くなってきています。胃ろうを造設し人工栄養を行うと時間は多少延びるかもしれませんが、果たしてお母様はそれを望むでしょうか。苦痛を最小限にして尊厳を守るためにも、自然な形での看取りをお勧めします。なおその際には決して苦痛を感じることのないようにするとお約束します」

するとと夫は安堵の表情をうかべて言いました。「娘の言葉に少し迷いましたが、先生がそう言ってくださったお陰で気持ちが楽になりました」

小島さんはその後数週間、夫と娘さんに見守られた後、平穏な最期を迎えました。

老衰終末期の患者さんを病院へ搬送し、そこで延命治療を行ったり看取りをすることを望む近親者の多くが「最期に苦しむ姿を見たくない」と訴えます。よって在宅や高齢者施設での老衰自然死と看取りを積極的に検討してもらうためには、そこでの平穏な最期を約束し、実際に遂行することが何よりも大切です。現在の日本では医療者の緩和ケア知識や技術、それらを実際に行うための機器や法律などまだまだ十分ではないと感じています。在宅医療の法整備から医療者の教育も含めて様々な対策を講じて、病院外での老衰自然死を促進していかないと、今後の超高齢社会の進行で2020年代半ば以降は毎年150万人が亡くなるとも言われている多死時代には大変なことになるでしょう。

医療父権主義の復活か？

第十三章で登場した86歳の胃癌患者さんの山路さんが病院から老人ホームに帰ってきました。彼の入院中、経口摂取ができなくなった父親にもう少し生きてほしいと願った息子のケンジさんの決断によって点滴ポートを設置され、中心静脈カテーテルから栄養を摂取していました。

代理決定の基準	倫理原則	老衰自然死への取り組み
①患者の希望・事前指示	自律・自己決定	・早期から話し合いを行う
②代行判断		・代理決定でなく意思代弁を促す
③患者の最善利益	利益・善行	・医療者が決定プロセスに加わる ・患者の人生観、価値観を勘案する ・明確な医学的アドバイスを与える ・平穏な最期を約束する

図表20　代理決定の基準と老衰自然死への取り組み

通常は①＞②＞③の順で代理決定の根拠が優先されるが、老衰終末期などの特殊な状況ではその優先順位が変わる（③が最優先される）こともある

退院してしばらく経った頃、同じ老人ホームに入居していて山路さん親子と親しかった藤本さん（88歳女性）が息子のケンジさんに言いました。

「ケンジさん、もう止めなはれ、お父さんようがんばられたやないの、私も夫に同じことして後悔しとるんよ、先生にお願いして栄養点滴なんてやめてもらいなはれ」

その日の夕方、ケンジさんが私のところに来て言いました。

「先生、親父の栄養点滴を止めていただきたいのですが……」

人生経験の豊富な賢者からの貴重な社会的アドバイスの一例です。医療者だけでなくそこの地域社会（コミュニティ）にも代理決定者の責任を緩和できる可能性があるかもしれません。

医療現場における倫理学である臨床倫理という学問は主に欧米で発展し、そこにはすでに確立した代

理決定の基準と優先順位があり、私も日常診療でそれを取り入れています（図表20。*Ann Intern Med.* 2008［PMID:18591637］）。

認知症患者さんでもまだ意思を表出できる早期から話し合いを行うことにより、患者さんの希望や事前意思を聞くことができます。患者さんの判断能力がなくなった後は、代理決定者である近親者と話し合っていくことになりますが、その際できるだけご自身の気持ちを抑えていただいて、患者さんの事前意思や価値観などを勘案してもし話せたら何と言うかを代弁していただく工夫が必要です。

最後に、やはりこういった経験を数多く積んで患者さんや家族から信頼を得ている医療者が明確な医学的アドバイスを与えることは患者さんの最善利益を遵守するのに適した方法であり、老衰終末期の延命治療を議論する場面では最も優先されるべき基準と考えます。このことは患者さんや家族の自由な選択に介入して現在のインフォームド・コンセント普及の流れに逆行する医療における父権主義の復活ではないかという批判がありますが（*JAMA.* 2010［PMID:21045102］）、この複雑かつ重要な決断プロセスに最も経験のある医療者が深く関わることは、意思を表出できない患者さんの希望や利益を守り、近親者の代理決定の負担を軽減し、医療スタッフの終末期ケアへの自信を高めることにつながるはずです。

第十八章　入院加療の副作用——医療版「不都合な真実」

もう一つの老年症候群

2人の娘さんからとても愛されている母親である川内さん（87歳）は、心臓が悪く、また軽い認知症があり介護付き老人ホームに入居していました。ある日肺炎をきっかけに持病であるうっ血性心不全が悪化しました。

2年前に同様の病態で入院した際には、心臓病の治療は比較的スムーズにいったものの、精神的に混乱状態になるせん妄や院内感染による大腸炎を合併して、それらによる長期臥床から体力がかなり低下しました。足腰も弱くなり身の回りのことをするのも困難になったので、現在の老人ホームへ入所となった経緯があります。

今回、訪問診療を行っている私が2人の娘さんに病院への受診の必要性を持ちかけたところ、「入院すると弱ってしまうから可能ならホームで治療してほしい」と懇願されました。

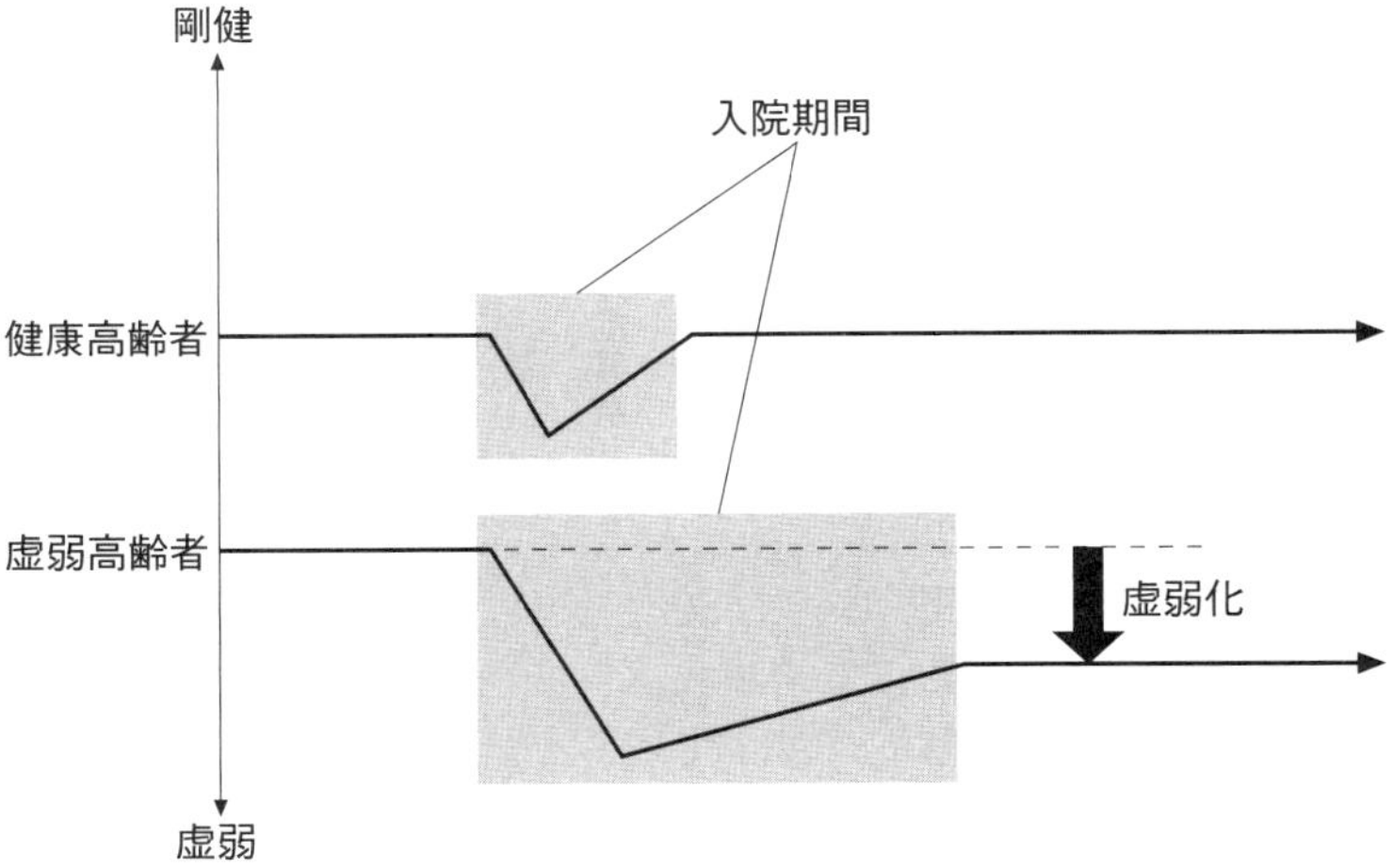

図表21　入院加療による虚弱度の変化　健康高齢者と虚弱高齢者の比較

高齢者が急病にかかったり持病が悪くなって病院に入院し医療を受けることは日常茶飯事ですが、入院という医療行為の副作用については意外に知られていません。

若年者や健康な高齢者の場合は、急病にかかって入院しても治療によって病気がすぐに良くなり、比較的早くベッドから離れるので体力低下の程度は小さく、通常これで足腰が弱くなったり身の回りのことができなくなったりすることはありません。長い入院でなければ比較的スムーズに病気になる前のレベルまで回復します（**図表21**「健康高齢者」の経過）。

一方、虚弱な高齢患者さんはそもそも体力の予備が少ないので急病による身体への負担や生活への影響は甚大です。入院後に治療が開始されても若年患者さんに比較して回復に時間がかかるため、ベッドで寝ている時間が長くなりがちです。これは「廃用性筋萎縮」で、使わない時間が長ければ長いほど筋肉は縮んでいきますから、病気が良くなって、さあリハビリをしようという時には足腰の筋肉がかなり小さく弱くなっているのです。虚弱な高齢患者さんにとって一度失った筋力を回復するリハビリは大変な努力が必要で、そう簡単ではありません。したがって多くの高齢者は退院後の筋力や体力が入院前のレベルまで戻らないことが多く、人によっては自立歩行していたのに歩行器が必要になったり身の回りのことをするにも介護が必要になるまで筋力が低下します（**図表21**「虚弱高齢者」の経過）。

これは入院関連機能障害（hospitalization-associated disability）と呼ばれている近年非常に注目されている概念です。米国カリフォルニア大学サンフランシスコ校のコビンスキー医師らは論文のなかで、入院関連機能障害の危険因子として高齢や認知症、うつ、低栄養、多剤服用などを挙げ、それらの多くが老年症候群である転倒や慢性めまい症などと共通していることから、入院関連機能障害も老年症候群の一つであると提唱しています（*JAMA*. 2011［PMID: 22028354］）。

入院加療のメリットと副作用

病院以外の場所で治療することが難しい急病や悪化した持病を治療すること（医学的理由）

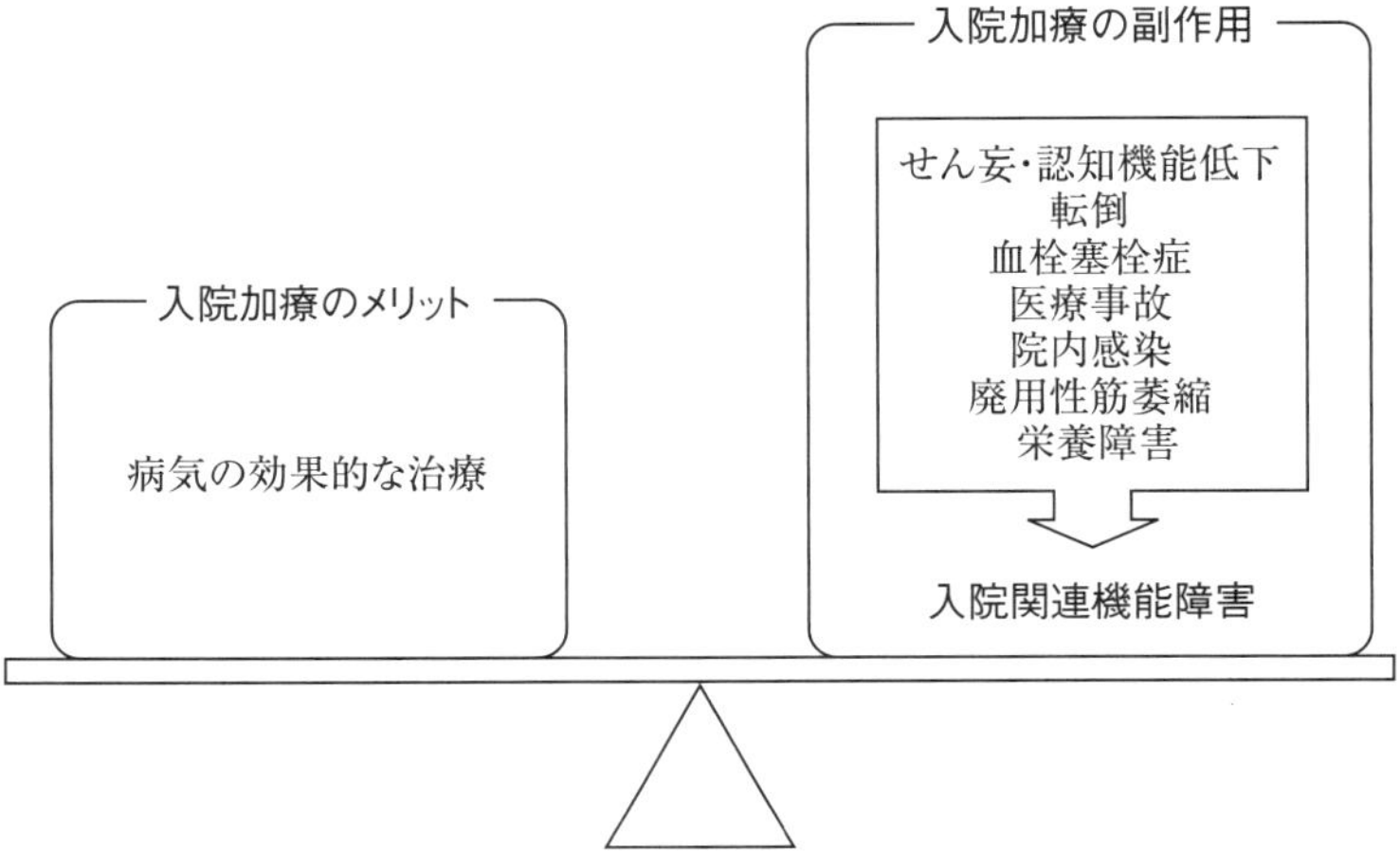

図表22　入院加療のメリットと副作用

が入院加療の目的であり、そこに選択の余地はないように思えます。しかし実際の高齢者医療の現場では純粋な医学的理由以外の入院が結構あります。病状がそれほど重くないのにもかかわらず家族や介護者、医療者が過度な心配をしている場合や、治療が終わっても退院後の受け入れ態勢が整わないために入院を継続させるいわゆる社会的入院、高齢者の検査入院などがその例です。

入院には、外来への通院で治療が困難な病気を、十分な観察をしながら高度な医療機器で迅速な診断と治療ができるという大きなメリットがありますが、その一方で特に虚弱な高齢患者さんは入院加療による副作用に注意する必要があります（**図表22**）。よくあるのが精神混乱状態になるせん妄（第六章）と転倒（第八章）です。一方が起こると他方が起こりやすくなるのは両者とも老年症候群だからです。入院中は内服薬（飲み薬）だけでなく効き目が強い注射薬も使われるため、薬の副作用が出現しがちです。入院中に出現する肝臓障害の原因は薬剤性のことが多いと言われています。この他にも検査や治療中の事故、薬物の投与ミス、患者取り違えなど様々な医療事故に巻き込まれます。普段の生活では決してかかることのない特殊な感染症は入院中にある病原体に感染することで発症します（院内感染）。

これらの合併症そのものでも高齢患者さんに対するダメージはかなりのものですが、加えてベッドでの臥床時間が増えることによりさらに体中の筋肉が萎縮、減少し体力が低下して足腰が弱くなります。そしてこうして進行した虚弱化はその後の懸命のリハビリをもってしても回復は難しいのです。

私が訪問診療を行っている老人ホームは24時間看護師が常駐し検査や点滴、酸素投与などの基本的な医療行為が可能で、病院レベルとまではいきませんが、それに近いレベルでの医療ができます。よって高齢の入居者さんが急病になった時や持病が悪化した時には次のような迷いが生じることがあります。

「この程度の肺炎ならここ（ホーム）で生活しながらでも治療できるが、病院の方がよく観察して、急な変化に対応できるため安全かもしれない。ただ入院した場合、この患者さんはほぼ間違いなくせん妄を起こし肺炎の治療どころではなくなる事態にもなりうるし、仮に治療がうまくいったとしても退院時には虚弱がかなり進行しているだろう。もしさらに転倒や院内感染、血栓症などを合併したらそれこそ命とりになる」

常に入院加療のメリットと副作用のリスクを比較し、本人や家族、他のスタッフと相談して最終的な決断を下します。また入院して病気の治療が進むと、それまで大きかった入院のメリット（急病の治療）は減少し、副作用リスクが相対的に増大（図表22のシーソーが右に傾く）してきますので、副作用が出現する前に退院できるよう努力することが重要なのです。

入院関連機能障害を防止するには

私は老人ホームに川内さん（87歳女性）を往診して、うっ血性心不全の軽症から中等症の急性増悪（悪化すること）と診断しました。施設スタッフがホームでの治療に不安を呈したため、近くの病院に入院での治療をお願いしました。

川内さんは入院直後からせん妄を発症し、酸素を鼻から供給するためのチューブや点滴ライン、尿路カテーテル（排尿のために膀胱に入っている管）を抜こうとするなど治療への協力が得られなくなり、安全確保のためやむなく手足や胴体をベッドに縛り付ける身体抑制が行われました。また薬剤による鎮静も併用されました。うっ血性心不全の治療後も食事量は低下したままで、栄養状態は悪化の一途をたどりました。長期臥床による筋力低下も進行したため、リハビリの効果も上がりませんでした。

1カ月後の退院時、川内さんはベッドから起き上がれないほど衰弱していました。退院後3

カ月たった現在でも、彼女の体力は全く改善していません。

米国ではこういった高齢患者さんの入院後の虚弱化（入院関連機能障害）の重要性に早くから気付き、それらを防止するためにさまざまな取り組みが行われ、その効果が評価されてきました。

— 高齢者専門病棟［acute care of elderly（ACE）unit］
高齢患者さんの診療が得意な老年科医が中心となって入院医療を展開する専門病棟

— 老年医学コンサルテーション［geriatric consultation］
老年科医が相談役（コンサルタント）として高齢入院患者さんの主治医や担当医にせん妄の予防や治療、退院後のフォローアップなどのアドバイスを与える活動

— 高齢者評価・マネージメントユニット［geriatric evaluation and management（GEM）unit］
退役軍人病院を中心に発展し、急病治療後に引き続き入院にて集中的に高齢者リハビリテーションを行う病棟

— ヘルププログラム［hospital elder life program（HELP）］
せん妄予防に特化したプログラム

プログラムによっては著しい効果を得ているものもありますが、実際には個々のスタッフや

チームの能力、介入内容にばらつきがあり、普遍的な評価は難しいところが今一つ人気のない理由です（*JAMA.* 2011［PMID:22028354］）。

結局高齢患者さんを入院関連機能障害から守るために必要なことは、不必要な入院を控える、できるだけ入院期間を短縮する、入院中の合併症を予防する、退院後のリハビリを充実させる、などのごく当たり前のことに集約されます。しかしこれらの実行には地域医療の充実、病院の機能特化、退院後リハビリテーション施設の造設など医療システム全体の変革が要求されるため、そう簡単にはいかないのです。

在宅医療2・0

日本社会の超高齢化に伴い、老化や持病のため通院が困難な患者さんを自宅で診療する在宅医療が注目され、政府はその拡大を推進しています。在宅医療は文字通り自宅で生活しながら医療を受けることができる大きなメリットがありますが、やはり日常的に介護を行っている家族の肉体的・精神的ストレスは大きいものです。ましてや患者さんが急病になり、病院へ行かずに引き続き自宅にて治療を受けるような場合には、介護者の不安や疲労の増大は想像を絶します。

私は数年前から老人ホームでの診療に興味を持ち、その充実に取り組んでいます。私が訪問診療を行っている老人ホームは民間企業が運営する有料老人ホームなので入居時と毎月に相応の金銭的負担がかかりますが、その分医療介護サービスは充実しています。看護師が24時間常駐し、入居者1・5人に対し介護士1人という手厚い介護サービスを提供し、常勤のリハビリ療法士がいる立派なリハビリ施設も完備しています。医療面では東京ミッドタウンクリニックが、通院することのできない入居者さん一人ひとりと在宅時医学総合管理契約を締結し、計画的な月2回の訪問診療と必要に応じた24時間の医療対応を行っています。

高齢患者さんが肺炎や尿路感染症などの急病にかかった場合、必要に応じて医師が往診し入院加療の必要性が強い場合には、家族の同意を得た上で診療情報提供書を持って病院を受診していただきます。入院加療の必要性が微妙なケースでは本人や家族、ホーム職員と相談します。本人や家族がホームでの治療を望んだ場合は、病院ほどの観察や検査、治療の機能がないことのリスクを十分に説明してから治療を開始します。ホームでも自宅での在宅医療と同様、点滴治療や酸素治療ができますので、それまで通り介護を受けながら、生活を続けながら医療を受けることができます。一時的に増加する介護量はプロの介護士によって十分に吸収できますし、家族の負担や不安は自宅のそれとは比較になりません。老人ホームという住み慣れた自宅で生活を続けながら治療を受けるわけですから、入院に関連した副作用も少ないはずです。

当初は、何かあればすぐに「病院へ搬送してください」と言っていたホーム職員も現在では、時間もかからず体力を低下させずに治療できるホームでの医療を理解して「できるだけここで見てあげたいです」と非常に協力的になってくれています。病院以外の場所で医療を行うことは様々なリスクと隣り合わせなのはいうまでもありませんが、医療者の高い臨床能力や熱意、度胸に加えて、老人ホームスタッフや患者さん、家族との間の強い信頼関係でそのリスクを乗り越えられると信じています。これからは従来の入院医療と自宅での在宅医療の双方の短所を補った高齢者施設での医療（進化した病院外の医療ということで在宅医療２・０と呼んでいます）が広がっていくような気がしています。

医療版「不都合な真実」

多くの人が、入院すれば大丈夫、と病院をやや過剰に信仰し、病院が医療の中心にある日本の現状では、入院の副作用という不都合な真実には違和感を覚える人が多いと思います。病院側は高度医療を否定されたように感じ、患者や家族は行き場のない不安で途方に暮れるからでしょう。

本来多くの恩恵をもたらしてくれるはずの様々な医療行為は、その反面、特に虚弱な高齢患者さんには有害作用をもたらしやすいのです。その最たるものである入院加療は、その恩恵を受けるために大きなリスクを冒す「諸刃の剣」であることを理解すべきです。

高齢だから安心のために入院させる、もう少し病院で診る、ではなく、入院を控える、早期退院を検討する、ことはできないでしょうか。この発想の転換は今までの病院が中心の医療では実現するはずがなく、病院外の医療レベルを向上させ、地域が中心の医療システムが構築されて初めて実現しうるものです。それはすなわち、これまでの健康―病気の二元状態のみの若年者に対する医療モデルから、虚弱状態がある高齢者にも対応できる新しい医療モデル（生活を続けながら医療を受ける）への転換（パラダイム変化）に他ならないのです。

第十九章　多職種チームアプローチ――もう一つの最先端医療

なぜ多職種チームアプローチか

第一章では、高齢者は加齢による生理的変化だけでなく、持病や老年症候群による慢性ストレス、喪失体験や経済難などの心理的・社会的ストレスを日々受けることで心身の虚弱が進行する、ということを述べました。若者でも病気や悩みを抱えている人はいるでしょうが、高齢者のそれとは質も量も違いますので、その問題ごとに適切に対応すれば解決の方向に向かうはずです。一方、高齢者を虚弱化させる問題は数が多く多様で、複雑に絡み合っているため、医師以外に看護師、介護士、ケアマネージャー、リハビリ療法士、栄養士などの複数の職種がチームを組んで多面的に取り組まないと余命の延長や幸福度向上の糸口をつかむことすら難しいのです。

私は留学中に米国アナーバー市の退役軍人病院で多くの研修をしましたが、その回復期病棟で行われていた多職種が関わるカンファレンスを中心としたチームアプローチに感銘を受け、これをなんとか日本に輸入できないものかと思案し、帰国後は老人ホームという慢性期ケアの現場でその導入に取り組んできました。今まで紆余曲折はありましたが、最近ようやく目指す形に近づいてきたなと感じています。

多職種カンファレンス

病院などで医療者が集まって議論する会議をカンファレンスと呼びますが、それ自体は珍しいものではありません。病院では複数の医師が集まって原因不明の発熱をどう診断するか、重症のうっ血性心不全をどう管理するかなど、具体的な症例をあげて診断や治療を議論する症例カンファレンスが日常的に行われています。また病棟の看護師さんたちの間では対応が困難な患者さんの入院看護をどう行うか、家族のサポートが少ない患者さんをどう退院までもっていくかなど、看護やケアに焦点を当てた看護カンファレンスが行われています。これらのカンファレンスの特徴は、基本的に医師なら医師、看護師なら看護師といったような単一職種のなかで、患者さん（症例）のその時点での特定の疾患や問題といったかなり限定的な話題について行われることです。そして通常、担当している全ての患者さんについてカンファレンスが行われることは少なく、問題のある方についてのみ行われています。これらのカンファレンスのやり方は、患者さんの病気を治し、早くもとの生活に戻れるように援助する、という病院の役割

		病　院	老人ホーム
施設の目的		病気の治療	健康長寿のサポート
カンファレンス	参加者	主に単一職種	多職種
	対象	問題症例（患者）	入居者全員
	内容	診断や治療、看護ケアなど特定の問題	医療・看護・介護・社会的問題を含めた包括的な評価

図表23　病院と老人ホームのカンファレンスの違い

に合致しています。

一方、老人ホームではどうでしょうか。入居している高齢患者さんをはじめとして、家族や医療者、ホームの職員は、その高齢患者さんがホームで一日でも長く、そして楽しく過ごしてほしいと願っていますので、カンファレンスの目的はそれを実現に近づけることにあります。したがって私たちのカンファレンスは全ての入居者さんについて行い、医師や看護師、ケアマネージャー、介護士、リハビリ療法士など多職種のコメディカルスタッフが参加して、様々な視点から医療的な問題だけでなく看護、介護、社会的な問題など包括的な評価とマネージメントを行っているのです（**図表23**）。

91歳女性である板橋さんは心臓病があり足腰も弱っているので移動は車椅子ですが、「私は日々努力しているからぼけていないでしょ」と言うぐらい頭はしっかりしています。

最近行われた板橋さんのカンファレンスでは、医療面から、最近両足のしびれをよく訴えていて末梢神経障害を疑っていると報告しました。看護師からの報告では、特に夜間になると足のしびれを訴えて、話をよく聞きながらマッサージをすると痛みは軽減するとのことでした。数カ月前から食事量と体重が減っているようでした。ケアスタッフからは、このところイライラしていることが多く、スタッフに怒鳴ることが多いと報告がありました。身の回りのことをする時の依存度が以前より増して、夜も寝付きが悪いようだとのことでした。ケアマネージャーからは、3カ月前ぐらいに親しかった友達が亡くなってから元気がなくなったと娘さんが言っていた、と報告がありました。

このように各職種の観察や持っている情報はバラバラですが、それらを総合して考えると、どうやら板橋さんには、親しい友達が亡くなったことがきっかけとなって悪化した抑うつ症状がありそうだということがわかりました。早速対策を皆で相談し、医師は薬での治療を、看護師や介護士はそれぞれの介入を、ケアマネージャーは家族対応や社会的資源を検討するといったように各職種それぞれの介入を複合的に行うことによって、より効果的に板橋さんをサポートすることができました。

私が訪問診療を行っている老人ホームでは、問題のあるなしにかかわらず全ての高齢入居者さんについて多職種カンファレンスを行います。一見なんの問題もない、あるおとなしい認知症高齢女性の方も、カンファレンスの結果、精神科薬による日中の眠気が問題であることがわかりました。その原因となっている薬を減量したところ、以前よりも活気が出てレクリエーションに楽しく参加することができるようになりました。こういった現場では、大声を出すとか、介護拒否があるとか、どちらかというと目立つ高齢者に注意が向きがちですが、一見おとなしく何も問題がないように見える方の生活の質（ＱＯＬ）を更に向上するためにも、全ての高齢入居者さんについて多職種カンファレンスを行う必要があると考えています。

チームが機能するには

私たちは進行期肺癌の茂木さん（88歳女性）に終末期ケアを行っていました。2人の娘さんは看病に熱心で、必ずどちらかが母親の傍らに付き添っていました。病気の進行とともに呼吸苦が増強し、家族を含めた多職種カンファレンスで呼吸苦や不安緩和に対しモルヒネの持続皮下注射を行うことに決めました。開始後まもなく、娘さんたちは、カンファレンスに参加していなかったリハビリ療法士の一人から、モルヒネは副作用が強いとか依存性があるといったマイナス面の話を聞き、困惑していました。

またある時、多職種チームの一部の人間から、「老人ホームは介護施設なのだから、介護を行う職種が主体となってカンファレンスを行い、医師や看護師などの医療職種は必要な時だけ参加してもらえばいい」「医師の前ではコメディカルスタッフが萎縮してしまい、自由に意見を言えないので医師抜きでやりたい」などの声があがりました。これを受けて一時期多職種カンファレンスが行われなくなり、チームが機能不全状態になりました。

前述した二つのエピソードは老人ホームのような介護施設で異なる職種が一緒になってチーム医療・ケアを行う難しさを示す実例です。いろいろな職種が一緒に仕事をしていくにあたって、共有すべき価値観やルールがあるので、ここで紹介します（*JAMA.* 2012［PMID:23032546］）。

チームメンバーで共有すべき価値観……誠実　規律　創造性　人間性　興味

チーム医療・ケアにおけるルール……明確な役割分担　相互の信頼　コミュニケーションの徹底　ゴールの共有　プロセスや結果評価

どれも一緒に仕事をしていく上では当たり前のことかもしれませんが、これらを共有できていないことで前述の二つの事例のようなチームワークの破綻が起きるのです。

医療や介護の現場では医師や看護師、介護士、リハビリ療法士、薬剤師、ケアマネージャーなどの、職業発展の歴史も受けてきた教育も違うプロフェッショナルが集まって仕事をしています。一般企業のように毎日顔をつき合わせて同じ空気を吸っていればお互いの気心もしれるのでしょうが、特に地域での医療現場では直接的にコミュニケーションできる機会はそれほど多いわけではありません。

それぞれの職種に歴史的な職種文化みたいなものがあってそれが負の作用をもたらすと、高齢者医療・ケアの現場でうまくいかないことが起こると、米国カリフォルニア大学ロサンゼルス校のルーベン博士らは分析しています（*J Am Geriatri Soc.* 2004［PMID:15161469］）。

病院では他の職種に比べて医師の威厳や発言力が絶大なので、医師が中心のチームワークが

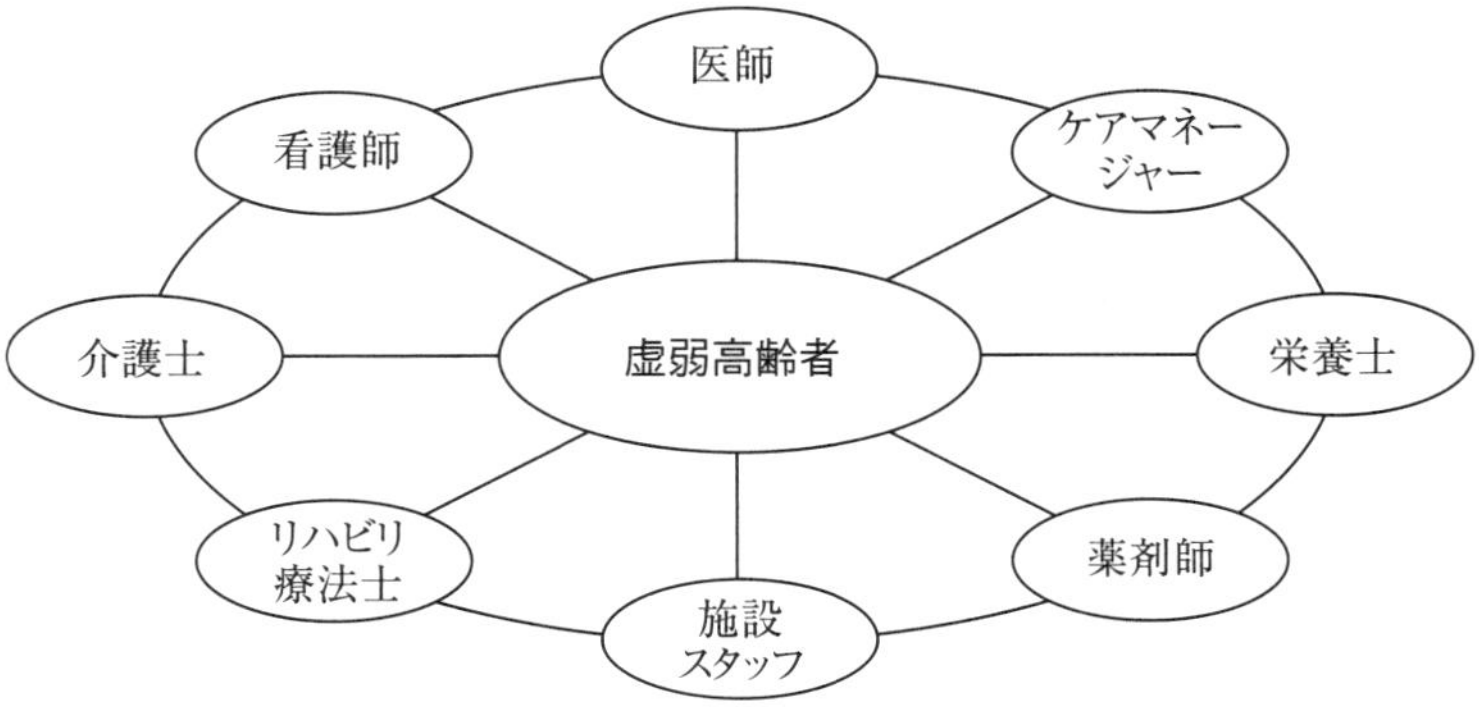

図表24　多職種チームアプローチのイメージ

そう大きく乱れることはありません。しかし病院以外の場所では医師の地位が相対的に低下し、代わりにある特定の職種が大きな発言力を持つようになることで問題が生じる場合があります。逆にそういう現場でこそ、医師の前でも萎縮せずに各プロフェッショナルがそれぞれの持ち味を出して患者さんのために何ができるかを考え、皆が同じレベルに立った良いチームワークが実践できるのだと思います（**図表24**）。本書を読まれている一般の方々にはわかりにくいかもしれませんが、医療や介護の現場で高齢患者さんの多様なニーズに対応するためにはいろいろな職種がチームとして機能する必要があり、その効率的な運用が時に難しいことがあるということを知っておいてください。

チームアプローチの効能

私が訪問診療を行っている老人ホームでは、多職種カンファレンスを中心としたチームアプローチにより、虚弱な高齢患者さんの様々な問題を解決してきました。対応が非常に難しい行動・心理症状を持つ認知症患者さんや、家族間で意見対立がある終末期ケア、入居者間でのトラブルなど困難な問題を皆で乗り越えた時の達成感や爽快感は、外科チームが困難な手術を成功した際のそれと同じではないかと思います。

チームアプローチは強力な問題解決のツールであると同時に、メンバーにとってチーム内でお互いから学ぶことのできる非常に有効な教育ツールでもあると思います。それまで不穏症状を見るとすぐに鎮静剤や抗精神病薬の処方を求めてきた介護士が、「できるだけ薬を使わずケアで対応したい」と言うようになったり、どちらかというと面倒な患者さんや家族から距離をおきがちだった看護師が積極的にコミュニケーションを深めたりと、嬉しい現象を目にするようになりました。

もう一つの最先端医療

近年、最先端の科学的医療であるiPS細胞やES細胞を用いた再生臓器の開発が目覚ましい発展を遂げていて、それ自体は非常に喜ばしいことだと思います。ただ私は、世界のトップクラスの超高齢社会を突き進む日本において「高齢者医療・ケアにおける多職種チームアプローチ」は、科学的最先端医療の対極にある社会的な最先端医療ではないかと思っています。今後このことをもっと多くの人に理解していただき、チームアプローチの発展にも相応のリソース（資源）を割り当ててほしいものだと願っています。

もちろん更なる発展の前には、個人情報保護の問題や歴史的職種文化の違い、老人ホームを経営する一般企業と医療機関との関係など克服すべき問題が山積しています。しかしこれから社会の大部分を占めることになる虚弱な高齢患者さんの余命延長や幸福度向上をめざした、より良い医療やケアを行うためには、やはり社会の形を変えていかざるを得ないのではないでしょうか。

第二十章　老衰パターン――新たな希望の創造

キュア（治療）か、ケア（癒し）か

第十六章で紹介した転移性肺腫瘍の柴さん（91歳女性）はもともと足腰が弱かったため車椅子で移動していましたが、頭はしっかりしていて身の回りのことは全て自分でできていました。肺に腫瘍が見つかった後も、痛みや呼吸困難などの苦痛症状を訴えることはありませんでした。亡くなる1カ月ほど前から全身の倦怠感や食欲の低下が出現し、血液検査や胸部レントゲンなどでは大きな変化がなかったにもかかわらず、その後、数週間でベッドから起き上がれなくなるまで衰弱しました。柴さんはその後2週間ほどでさらに衰弱が進み、永眠されました。

目の前の高齢患者さんが今後、老いや病気でどのように衰弱し死にいたるかを予測し、患者さん本人や家族と近い将来の医療や介護について相談しておくことは非常に重要ですが、それを日常診療で行うのは簡単なことではありません。そこには時間や機会の不足といった業務上の理由以上に、実はもっと本質的な問題が横たわっているのではと危惧しています。

そもそも高齢患者さんに関わっている医療者は、老衰やそのプロセスを理解しているのでしょうか。病いの有無にかかわらず進行していく老衰をキュア（治療）可能な病態だと勘違いしていないでしょうか。そのプロセスを転換する（キュアする）ことに必死になりすぎて、まさにその真っただ中にいて残された時間が限られている高齢患者さんの生活の質（ＱＯＬ）を軽視していないでしょうか。

死に至る疾患を持つ患者さんの経過は、その終末期の緩和医療との関わりの中でマーレイ医師らの論文によくまとめられているのでここで紹介させていただきます（*BMJ*. 2005［PMID: 15860828］）。

病いの経過

癌患者さんが死亡した際、「つい最近まであんなに元気だったのに……」と耳にすることがよくありますが、悪性腫瘍の病いの経過（**図表25**）を考えれば少しも不思議なことではありません。若年の癌患者さんがぎりぎりまで身体の健康な状態（恒常性、バランス）を保ち、その破綻直後に急速に死に向かうのに対して、高齢患者さんの恒常性はより脆弱《ぜいじゃく》なので、より早期から虚弱化が進行します。全身の状態が悪化し始め、活動性や体力が低下してきた癌患者さんの残された時間は比較的予測しやすいため、最後の時間をどこでどういうふうに過ごすかに関する希望は叶えやすいのです。通常そういった状態で抗癌剤など侵襲的な治療を控えるのは、治療しない方が残された時間や生活の質を最大化できることが経験的にわかっているからです。

重篤な心臓病や肝臓病のように、良くなったり悪くなったりを繰り返しながら緩やかに悪化していく病気を持つ患者さんは**図表26**のような経過をとりますが、通常悪くなった時には病院に入院して治療を受けることが多いので、その治療が成功しなかった場合や致死的な合併症を併発した時に病院で最期を迎えることが多いと思われます。特に虚弱な高齢患者さんは日々の慢性的な虚弱の進行に加えて、持病が悪くなった時の入院加療によってさらに虚弱化が加速することが大きな問題であることは第十八章で議論しました。

認知症などのいわゆる老衰プロセスをたどる高齢患者さんは、他に持病がなければ肺炎や尿路感染症を起こす高度虚弱期まで病院とのかかわりは少ないように思います。寝たきり状態になり、会話もできなくなった進行期の認知症患者さんを自宅や施設で看取るのか、病院へ搬送するのかは、本人や家族の意向や在宅医療の環境によるところが大きいですが、いずれにせよこのパターンは残された時間を予測するのが最も困難です。近年の先進国社会の高齢化を反映してか、高齢患者さんが後どれくらい生きるかの予測式が世界中で考案されていて、それらの多くはいくつかのデータを入力すると予測値が出力されるような簡便なものです（*JAMA*. 2012 [PMID:22235089]）。しかし虚弱化のプロセスは多くの因子が複雑に関係して、通常は緩徐に、

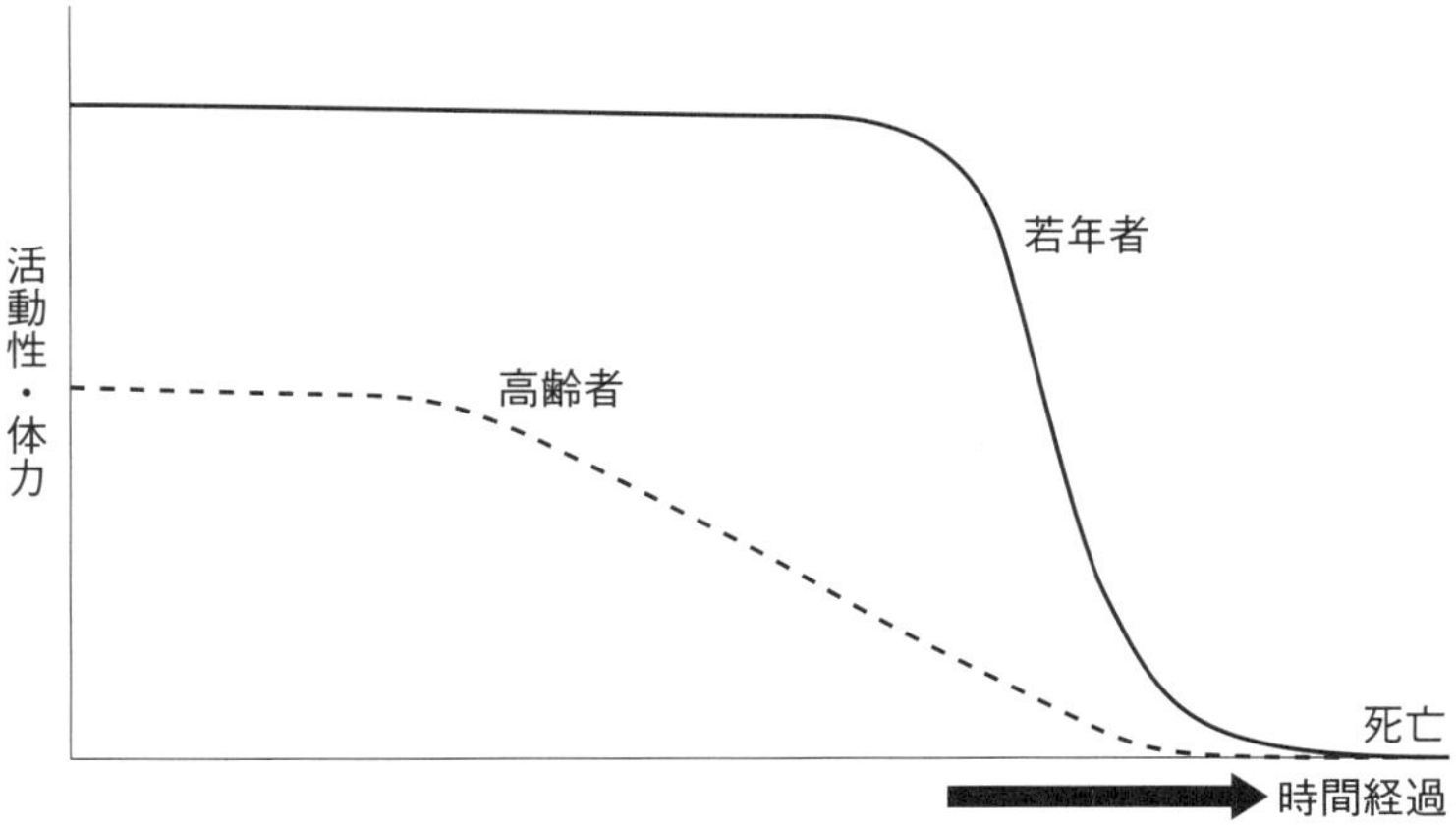

図表25　癌患者さんの経過
出所：*BMJ*. 2005 より改変

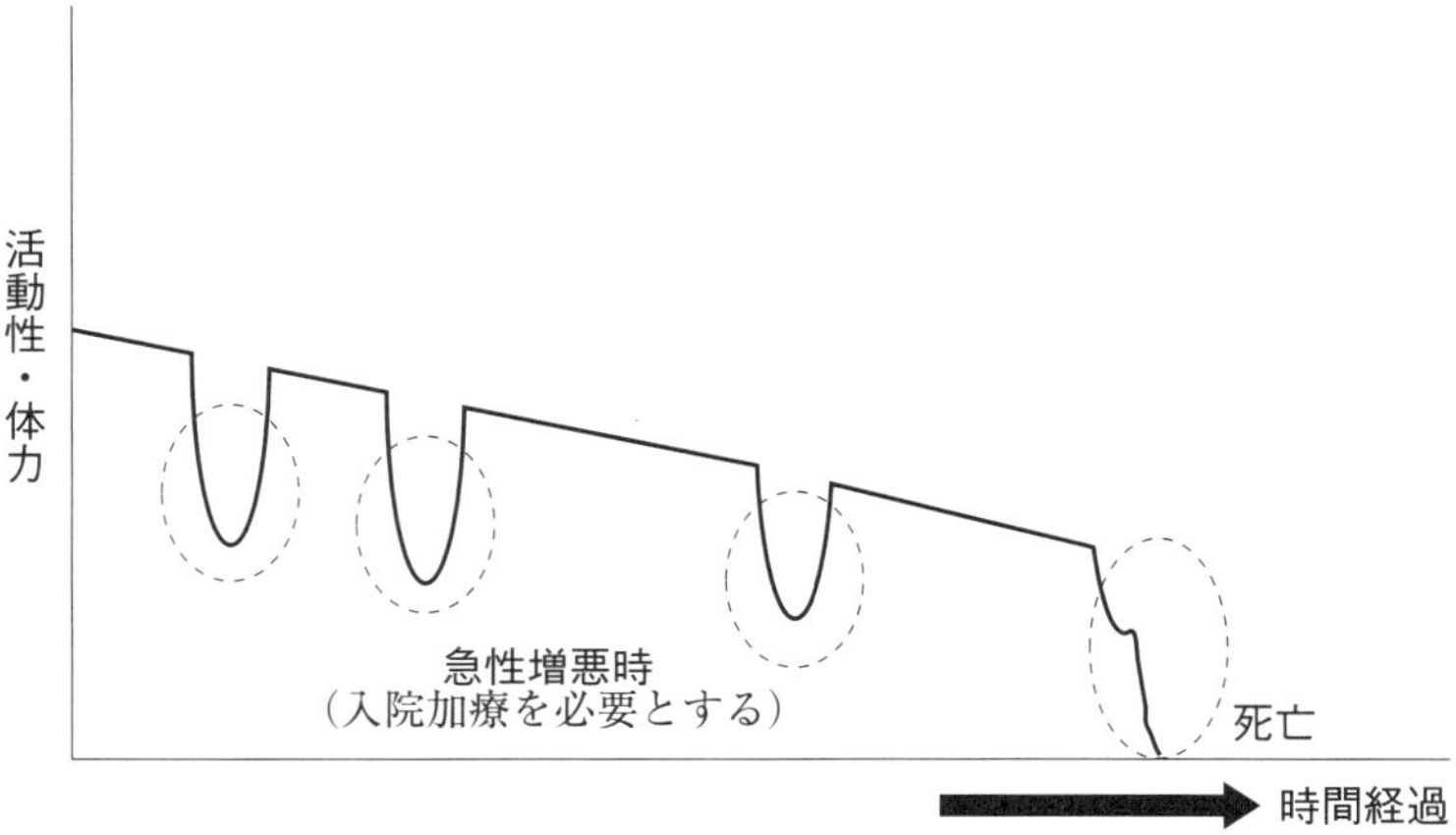

図表26　心臓病や肝臓病などの慢性疾患を持つ患者さんの経過
出所：*BMJ*. 2005 より改変

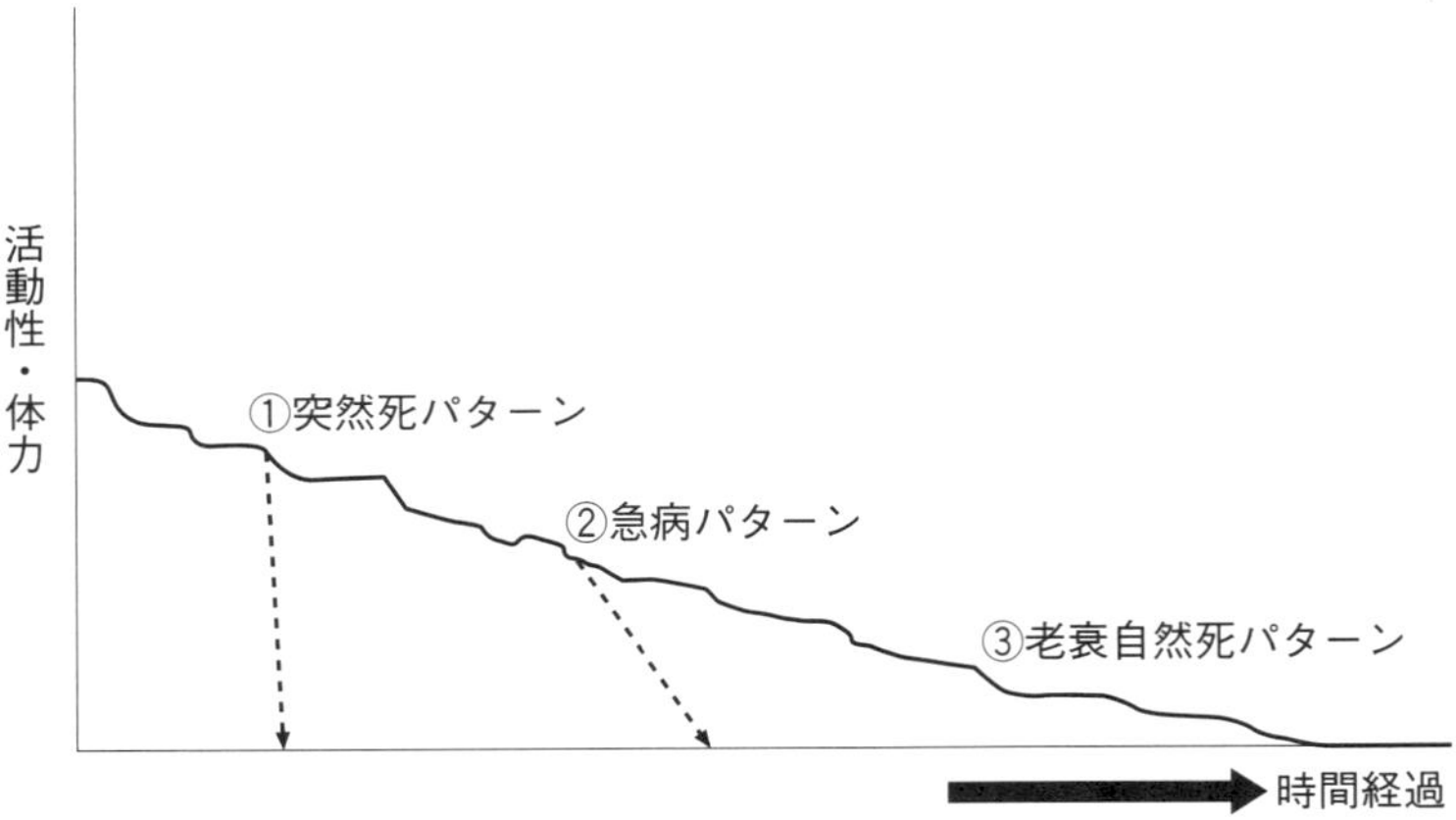

図表27　認知症や〝いわゆる〟老衰の患者さんの経過と３つの死亡パターン

出所：*BMJ*. 2005 より改変

時に急速に進行しますので、その予測の正確さには限界があると思います。

私の在宅診療の患者さんである若年性認知症の59歳女性。彼女の認知症はかなり進行していて、夫と２人の娘さんが要介護度４のサービスを受けながら自宅にて献身的な介護を行っていました。

ある日、彼女は自宅で転倒し左大腿骨頸部を骨折してしまいました。手術で入院してから合併症のため虚弱がさらに進行し、完全に寝たきり状態となってしまいました。認知症患者さんの予後予測式（*JAMA*. 2004［PMID:15187055］）にて得た半年以内の死亡率40％を家族に伝えたところ、残された時間の質をより向上させることを求めて有料老人ホームへの入居を決意されました。

3つの死亡パターン

それぞれの病いを持つ患者さんが虚弱化するプロセスをお示ししました。3つ目の認知症やいわゆる老衰のプロセスをたどる患者さんには、これまた3つの亡くなり方があることが経験的にわかっています（図表27）。

一つ目はついさっきまで元気に話していた方が急に心肺停止状態になる突然死のパターンです。私が訪問診療を行っている入所者約100名の高齢者施設でも年間2－3名がこうやって亡くなります。日中ソファーに座っていて突然うなだれて発見された方もいれば、朝巡回で居室に伺ったらベッドの中で亡くなっていたという方もいらっしゃいました。主治医としては背筋が凍る思いですが、患者さんにとってはもしかしたら一番楽な亡くなり方かもしれません。家族も突然親や配偶者を失った悲しみとピンピンコロリと苦しまないで逝ってくれたという安堵感が共存した複雑な心境を口にします。状況から誤嚥《ごえん》や窒息ではなさそうなので、心臓発作や脳卒中の可能性が高く、また科学的ではないかもしれませんが、単にその時（寿命）が来て心臓が止まったということもあるかもしれません。いずれにせよ認知症や老衰のプロセス中にはこういうこともあります。

二つ目は、肺炎や心臓発作、脳卒中のような急病にかかって治療がうまくいかず亡くなるパターンです。このケースはよほど前もって家族と、何がなんでも病院へ行かずに在宅で診る、という方針を決めていない場合は通常、病院へ搬送しますので、そこで死亡することが多くなります。亡くなる経過は数日から数週間です。

最後はいわゆる老衰死で、認知機能や嚥下《えんげ》機能が低下して誤嚥性肺炎を繰り返し、食事がとれなくなって、病院へ搬送せずに在宅で自然死の看取りを行うパターンで、経過は数カ月から長い時には年単位にもなります。

先日も老人ホームで老衰自然死の方を看取りました。その様子を覗き見していた他の入居者さんから、

「先生、あの方の亡くなり方はとっても安らかで平穏でしたね。ここでもああやって看取っていただけるのですね。私もぜひあれでお願いします」

と言われました。また亡くなった後は数年前に入居してきた正面玄関から施設スタッフや他の入居者、家族に見守られて自然な出棺をされます。年をとって虚弱が進行して亡くなるという、人間としての自然の経過を皆で共有し学んでいける終《つい》の住処《すみか》としての老人ホームに、超高齢社会や多死時代での大きな可能性を感じています。

一日一日を楽しく過ごす

高齢患者さん本人や家族に病いや老いの経過や死亡のパターンを示すことで、より具体的な事前ケア計画を立てることができます。

突然心肺停止になった時に蘇生術や救急搬送を行うのか
急病にかかった時に病院へ搬送するのか
病院へ行った場合には人工呼吸などを行う集中治療を受けるのか
老衰終末期に胃ろうや中心静脈カテーテルからの人工栄養を行うのか

仮定の話ですが、それでも前もって少し考えておかないと実際にその場面に遭遇した時には慌てますし、その場しのぎの決断になり結果的に高齢患者さんを苦しめたり尊厳を損なったりすることになります。なお、このようなことを患者さん本人や家族と相談する時に必ず付け加えることを次に列挙します。

1、死亡のパターンや残された時間を決めたり予測したりすることはできません（神のみぞ知ると説明します）。
2、死に至る経過に苦痛があっても、それを取り除くことができます。
3、老衰自然死のほとんどの患者さんは、平穏に眠るように亡くなります。
4、医師や他のチームメンバーが、最期まで寄り添うことを約束します。
5、従って、その時が来るまで一日一日を楽しく過ごしてほしいのです。

老年科医として日常診療を行っていると、実に多くの高齢患者さんが現実に不満を、未来に不安を抱いて日々過ごしていることに気付きます。進行する老いと迫ってくる死という現実に向き合い、心の準備をしておくことで、初めてどのようにして今をよりよく生きるかについて考え始めることができるのではないでしょうか。

地方での市民公開講座で「いかに老いと向き合うか」についてお話しした後、聴衆の一人だった初老の男性から、「希望をなくすようなことは言わないでくれ」とお叱りを受けました。帰りの電車の中で、そのことを反省すると同時に、老いや病いを防ぐ、治す（キュア）という「それまでの希望」を持ち続ける限り人生の最終章は失望の連続となるのではないか、しかし老いや病いという現実と正面から向き合うことで「新たな希望」が創造できないものかと考えていました。すでに超高齢社会となった日本では、平均寿命もこの先はそう延びないでしょう。これまでの「より長く生きる」から「より良く生きる」への発想の転換が今まさに必要なのだと思います。

日本を代表する臨床心理学者の河合隼雄先生は著書『「老いる」とはどういうことか』で読者からもらったお手紙の一節を紹介しておられます。

「この方は五十歳すぎの女性で、十一歳のときから難病に取りつかれ、しかも誤診が重なったりして、何度も何度も、『あと数日の命』とか『もうダメだ』などと言われながら、奇跡的に生きてこられた。／この方は白髪を発見したとき『うれしかった』と言われる。『自分もやっと老人になるところまで生きのびたのだ』と感じてうれしかったのだ、とのこと」

多くの人がネガティブに感じる「老いる」という言葉が、ポジティブな意味になる人もいるということです。平和で健康長寿の社会で「老いることができる」ことに感謝することで「新たな希望」が創造できないものでしょうか。

今年90歳になったある高齢女性とひとしきり話した後、「これでいざという時の準備ができました。後はその日まで一日一日を楽しく過ごすだけです」と言った彼女の晴れ晴れとした表情が印象的でした。

第二十一章　高齢者と薬——保守的であれ

切っても切れない関係

高齢患者さんは一般的に多くの薬を服用していますが、それにはいくつかの理由があります。まずやはり高齢患者さんには持病が多いことです。高血圧、糖尿病、関節炎など、疾患ごとに1－3種類の薬を服用し、特に心臓発作を起こして入院した時には心臓の薬だけで一気に4－5種類の薬が増え、「心臓カクテル」と茶化されたりします。

鎮痛剤による胃炎を防ぐために胃薬も一緒に服用するとか、利尿剤を服用していて尿酸値があがってきたのでそれを下げる薬を飲むといったように、服用している薬の副作用に対してまた薬を飲むプリスクライビング・カスケード（滝状処方とでも訳すのでしょうか）を頻繁に目にします。

複数の医療機関にかかると他からの処方を確認することなく処方され、胃薬や鎮痛剤などの同じような薬を何種類も服用していたりということがあります。

様々な理由で増えていく高齢患者さんの薬ですが、数が増えれば増えるほど服用回数が増えて服用指示通りに飲むことは難しくなりますし、副作用も出やすくなることがわかっています（*N Engl J Med.* 2005［PMID:16079372］, *J Am Geriatr Soc.* 2004［PMID:15271125］）。

必要最小限の薬をシンプルに服用する

医師の立場から見ると、特に虚弱な高齢患者さんほど、薬を投与した時その効果の大きさにはばらつきがあり、副作用が出現しやすい印象があります。つまり痛み止め一つを投与してもあまり効かない人とすごく効く人がいて、でも両者とも副作用である胃痛を訴えやすいといった具合です。こういったことを証明する実際の臨床データはないのですが、老年医学とか薬理学の教科書を見ると「加齢や疾患による循環、代謝、排泄機能の低下や筋肉量・体水分量の減少に個人差が大きいため、薬を服用した時の薬物動態（投与した薬物の体内での動き）や薬理作用（薬物が作用する部位における効果）にばらつきが生じる」と書かれており、我々の臨床経験を裏付けてくれます。

以上をふまえて私は、高齢患者さんに必要最小限の薬をシンプルに服用していただく方針を打ち出して日常診療を行っています。その一番の目的は、多くの薬を飲むことによる相互作用や副作用出現のリスクを下げることにありますが、他にも特に認知機能が低下している、またはその可能性のある高齢患者さんが、多量の薬や複雑な服用法に混乱しないようにということもあります。

もしかしたら最も重要なことかもしれませんが、例えば10種類以上の薬を服用している虚弱な高齢患者さんが食欲低下やめまいを訴えて受診してきた時に、それらの症状が新しい病気の出現によるものか、薬の副作用によるものかの鑑別が非常に困難になります。ある薬の副作用だろうと思い、その薬を減らしましょうと言うと、「なんで調子が悪いのに薬をくれないで逆に減らすのだ」ということになるわけです。仮に痛み止めと下剤しか服用していない方であれば、薬の副作用は考えにくいので、すぐに他の病気の検索に取りかかることができます。

老年期うつの高齢患者さんは身体化症状といって、精神的ストレスが胃痛や呼吸困難感などの身体の症状に現れることがあるので、通常たくさんの薬を飲んでいる場合が多いです。そのような方に、うつ病の治療が必要ということで、すでに10種類もの薬を飲んでいるところにさらに抗うつ薬を追加すると相互作用や副作用が出現しやすく、長期に服用することで効果が出現する抗うつ薬をすぐに中止せざるを得ない状況になります。それではその方の状態は一向に改善しません。新しく薬を追加した時の相互作用や副作用の出現リスクを下げるためにも、もともと服用している薬の整理をしておく必要があります。

薬に対する思い

高齢患者さんの薬に対する思いは実に多様です。私の必要最小限の薬をシンプルに服用する方針に強く賛同してくれる方もいれば、たくさんの薬を飲まないと調子が良くないと信じている方、特定の薬にこだわりが強い方など様々です。私はいつも患者さんの薬への思いや価値観を常に意識しながら診療しているつもりですが、過去には「大蔵のところへ行くと薬を減らされる」と来院されなくなった患者さんもいましたので、それ以来一方的にこちらの考えを押し付けるのではなく、まずは患者さんの思いを受け止めて少しずつ適正な服用に近づけていくように努力しています。

高齢者の薬は必要最小限で、という理由や目的はなんとなくご理解いただけたかもしれませんが、ではどうやって必要最小限を決めるのでしょうか。これはまたまた非常に難しい問題で、やはり研究データを価値判断する決断プロセスが必要になってきます。特に虚弱な高齢患者さんは若年者より余命が短いので、その点からの薬の適正服用が強調されます（*Arch Intern Med.* 2006［PMID:16567597］）。一般論ではわかりにくいので具体例を挙げながら説明します。

その薬の効果とそれを得られるまでの時間

新薬の開発過程では臨床試験や治験といって、人への薬の効果や安全性を確かめるためのテストが繰り返し行われます。最終的には、いくつかの病院に協力してもらってより多くの患者さんに薬を投与し、その効果を確かめるテストを行います。その結果が医学雑誌に掲載されることで多くの医師の目に留まり、良い薬であれば患者さんに処方されていくことになります。ここで最終テストの結果が医学雑誌に載るかどうかが非常に重要になってきますが、通常新薬テストの結果は統計学を用いた、効果があるなしの検定を行い、そこで効果があると判定されれば医学雑誌に載る可能性が高くなります。

例えば、アルツハイマー病の治療に使うコリンエステラーゼ阻害薬の一つを服用していた患者さんは、偽薬と知らずに服用していた患者さんよりも、半年後の70点満点の認知機能検査の結果が平均２－３点良かったそうです（*Ann Intern Med.* 2008［PMID:18316756］）。この２－３点は統計学の検定では効果ありと判定されて、このテスト結果は有名な医学雑誌に掲載されましたが、臨床現場ではこの２－３点の差はほとんど感じることができません。認知症患者さんのもの忘れが良くなった、生活での動作や機能が改善したと感じるのは検査結果で10点ぐらいの改善が必要だからです。このように研究者や製薬会社、医学雑誌が言う薬の効果とは統計学上のものであり、現場の医療者や患者さんが感じる効果とは必ずしも一致しないのです。

心臓発作や脳卒中などの将来の急病を予防する薬の効果についての臨床試験の結果を見る時は「○年間服用し続けた患者さんに効果が出た」というように薬を服用し続けた期間に注目する必要があります。その薬の恩恵を受けるためには少なくとも○年間服用し続ける必要があるからです。

例えばコレステロールの薬であるスタチン製剤は、心臓発作や脳卒中のリスクを下げるのに5－6年かかり、骨粗鬆症《こつそしょうしょう》の薬であるビスフォスフォネート製剤は骨折リスクを下げるのに平均4・2年かかるというデータがあります（*JAMA*. 1998［PMID:9875874］）。これらのことを考えると余命が5年や10年と限られた患者さんにそのような薬を服用してもらう必要性は低いと言わざるを得ません。

医療に対するコスト意識

米国アナーバー市の退役軍人病院で勤務していた時のことです。朝鮮戦争を経験した77歳の退役軍人患者のスミスさんが老年科外来に定期受診で訪れました。

スミス「ヘイ、ドクター、前回から飲み始めたこの○○っていうもの忘れの薬、ちょー高いんだけど、いったいどれぐらい効くんだい？」

大蔵「臨床試験の結果を見ると、服用することによって認知症の進行を半年ぐらい遅らせ、認知機能テストも服用しなかった場合よりも平均2－3点いいようですけど……」

スミス「なんだその程度かよ、じゃあ飲む価値ねえな、もうやめたっと」

大蔵「そうですか……」

米国では医療費の個人負担が大きいので、このような会話がしばしば聞かれます。日本では、患者さんの自己負担が小さく、薬の服用への抵抗が小さく、医師になかなかものが言えない風潮があることで診察室の中で医療行為に関するコスト意識は生まれにくい現状があります。製薬業界と医療界の親密さや、処方や検査をすればするほど医療機関の売り上げが増える出来高払い制度も少なからず関係しているでしょう。

日本には国民皆保険制度があり、少ない自己負担とフリーアクセスで医療が受けられるというとても大きな長所がある一方で、国民がその安い医療に慣れてしまって、その中身を十分吟味しなくなっている弊害があると、日米両国の医療を経験した私は思っています。医療の世界には、値段が高いのにほとんど効果がなく、副作用ばかり出る薬や、あまりやる意味がないと思われる検査がたくさんあります。それでも患者さんの自己負担は1割から3割と比較的小額ですからあまり気にならないのでしょう。

私は患者さんの窓口負担の増加という万人に嫌われる施策が、今後の日本の医療を変えるような気がしています。つまり患者さんが医療に対してより多く支払うようになると、当然コスト意識が高まり「今自分が受けている医療は、これだけお金を払う価値があるのか」と疑問を持ち始めるはずです。診察室で薬の効果や検査の意義に関して質問するようになり、医師はこれまでの「効きます」や「必要です」だけではすまず、「どれくらい効くのか」や「効くまでにどれくらい時間がかかるのか」、「どんな副作用があるのか」についてより詳しく、正確に、そしてわかりやすく説明することを求められるようになるでしょう。患者さんは医療者の説明やアドバイスを受け、自分自身の価値観で治療や検査を選択し、自分にとって必要性の低いと思われる医療を受けなくなることで、結果的に窓口負担を減らせるかもしれません。

薬に対しては保守的であれ

米国には保健社会福祉省がサポートする予防医療専門委員会という全ての政治勢力から独立した集団があって、健康診断や予防注射を含めた予防医学のあらゆる医療行為に関する勧告を行っています。癌検診や予防接種などの予防医療行為に関して、臨床試験上で安定した大きな効果と小さな弊害が証明されない限りその医療行為を推奨しないといった、かなり「保守的」な姿勢を貫いている集団です。最近では、50歳未満で乳がん検診を行うことはその効果よりも弊害の方が大きい可能性が高いと、乳がん検診の推奨開始年齢を45歳から50歳に引き上げて物議をかもしています。

この原稿を書きながら米国での同僚の一人がよく「予防医療専門委員会はいつも保守的すぎるわ！」と息巻いていたのを思い出しました。でもよく考えてみると、主に健康な人に対して行われる、効果が小さくてその弊害とコストが大きい医療行為は、専門家集団としてはとても万人に勧められるものではなく、保守的な態度をとるのは当然です。もっとも癌検診に関しては、たまたま検診で救われた人気芸能人がメディアでその効果を主張し、その一方で弊害を受けた多くの一般人が口をつぐんでいるため社会が混乱しているという別の問題も生じています。

高齢患者さんたちは、若年患者さんたちに比べて医療行為による弊害が多く、一つひとつのダメージも大きくなりますので、その意味では高齢患者さんを診る姿勢は常に超保守的である必要があると思います。特に薬の処方に関しては、服用による効果や弊害、効果を得られる服用期間を患者さんとよく検討する、ビアーズ・クライテリア（高齢者には避けることが望ましい薬のリスト。*J Am Geriatr Soc.* 2012［PMID:22376048］）に掲載されている薬の使用をできるだけ控える、未知の部分が多い新薬にすぐに飛びつかず、データの蓄積された薬や副作用の少ない薬から使用していく、といった保守的な診療を心がけるべきです。

経験上、虚弱な高齢患者さんの劇的な改善を狙って、高度な検査や新しい薬を使用するとたいていの場合、逆の好ましくない結果が待っているように思います。人生の長い航路を旅してきた老船には、最新鋭のジェットエンジンではなく、それが傾いたり沈没したりしないよう伴走して優しくサポートする巡視船が必要なのです。

第二十二章　虚弱高齢者のサポート――超高齢社会システム

虚弱高齢者のサポートとは

　第二章で述べたように高齢者は心身の虚弱化が進行するにつれて日常生活にいろいろな障害が出始め、このことを日常生活動作（ＡＤＬ）の低下と呼んでいます。最低限生きていくためには食事やトイレ、入浴などの身の回りのこと（基本日常生活動作：ＢＡＤＬ）を、一人で生活するためには食事の準備やお金の管理、服薬などの家庭のこと（手段的日常生活動作：ＩＡＤＬ）を行う必要がありますが、それらが虚弱化によって自分でできなくなっていくのです。

　認知症を持つ高齢の母親と息子夫婦が同居している場面を想像してください。母親は認知症の進行によってまずはＩＡＤＬの安全な遂行が難しくなります。母親の作る料理の味が変わってきたのに気付いたり、捨ててある焦げた鍋を見つけた時は母親が料理をしているところを観察しなければなりません。母親の財布が小銭であふれそうになっているのを発見した時は、小銭を使えなくていつもお札で支払うようになっている可能性が高く、彼女の金銭管理能力に疑いを持ち始めなくてはなりません。

これらの心配や疑いをそのままにしておくと、調理中に火傷《やけど》を負ったり、火事を起こしたり、また時には食物以外のものが混入した安全でない食事によって家族全体に被害が及ぶ可能性があります。金銭管理能力が低下すると振り込め詐欺にひっかかったり、悪質な訪問販売の被害者になるので注意が必要です。

これらの日常生活動作の遂行が怪しくなってきた時は母親にその動作を完全に止めてもらって、息子さんかお嫁さんがかわりにやってあげればよいのでしょうが、それまで自立してきた母親のプライドが許さないでしょう。多くの場合、最初は息子さんかお嫁さんがそれらの動作を安全かつ正確にできているかどうかを観察する必要があり、その後のどこかの時点で母親にその動作の遂行を諦めてもらうことになります。

母親の足腰が弱ってきたり徘徊や異食（食べ物でないものを誤って食べること）などの認知症の行動・心理症状が出現してきた時はさらに大変です。トイレでちゃんと排泄できるだろうか、安全に入浴できるだろうか、転倒しないだろうか、食べ物でないものを口に入れたりしないだろうかと心配し、一日中母親を見守らなければいけない事態になります。

高齢者に対するサポートには次の2種類があります。

1、実際に手を出してお手伝いすること（狭義の介護）
2、日常生活動作がちゃんと行えているか、安全に生活できているかを見守ること
1はできなくなった日常生活動作を手伝ってあげることで、通常これは家族なりヘルパーさんが行います。介護保険では食事や入浴、清掃などの時間が決まっている（決めることのできる）サービスは、プロのヘルパーさんによって時間割にしたがって提供されています。

一方、排泄や移動などのいつ何時発生するかわからない日常生活でのニーズは、同居している家族によって満たされる必要があります。つまり介護保険は家族と同居している高齢者向けの制度で、サービスを使ったからといって家族の介護負担が極端に軽減するわけではないのです。

見守りの重要性

虚弱な高齢者は、家庭のことや自分の身の回りのことが自分自身でしっかりとできる時期から、なんとかできる時期、その遂行が怪しい時期、そして全くできなくなる時期へとゆっくり移行していきます。それに対応してサポートも見守りも手伝いも必要ではない時期から見守りが必要な時期、実際に手伝いが必要な時期と移行していく必要があるのです。

2の見守りは、高齢者が日常生活動作を自分自身でなんとかできる時期から全くできなくなる時期までに必要なサポートです。また幻覚（実際にないものやしない音や声が見えたり聞こ

えたりすること）や妄想（誤った考えを持つこと）、うつ症状などの行動・心理症状がある認知症患者さんであれば、それらが原因となり徘徊や異食などの危険行動を起こすことがあるので、仮にＡＤＬが自立していたとしても常に見守りが必要となります（*Alzheimer Dis Assoc Disord.* 2011［PMID:21192239］）。

この「見守り」サービスは介護保険にはないので主に家族で行うことになります。そしてこの見守りサポートは非常に時間を使うため、前述の認知症の高齢女性と同居している息子さん夫婦の仕事や外出の機会が犠牲になるかもしれません。高齢者の自宅が火事になったり、転倒して電話に手が届かず発見されるまで倒れていたという事故は、この「見守り」サポートの不足が関連しているのだと思われます。

介護政策を考える

超高齢社会を突き進む日本では、心身の虚弱化が進み日常生活の動作が困難になり、不慮の事故にあうリスクが高い高齢者が増えてきています。高齢者へのサポートには時間と労力が必要なのは自明ですが、家族がそれまでの仕事を辞めて配偶者や親の介護を行う事態になると家計への影響も甚大です。

米国は日本よりも人口の高齢化が20－30年は遅れていますが、高齢者のサポートにはどれだけ時間やコストがかかるのかについての研究が随分行われています。特に、給与が支払われるプロの介護職と支払われない家族介護者の違いや、家族が高齢者のサポートに使う時間、家族がそれまでの仕事を辞めて給与が支払われない家族介護者になることの家計への影響などの研究結果は、文化が違えど日本でも参考にすべきです（*J Gen Intern Med.* 2001［PMID: 11722692］）。米国では、在宅医療や介護現場での家族介護者の負担を減らし高齢者サポート産業を振興するために、在宅よりも高齢者施設での医療や介護の推進政策がとられているというのが私の印象です。

　さてすでに超高齢社会に入っている日本はどの方向へ向かっているのでしょうか。未来の参考にと、世界が固唾《かたず》を飲んで日本の行く末を見守っています。

　米国老年医学界のリーダーの一人であるコロンビア大学のフリード教授のある講演会での言葉が耳に残っています。

「人口の高齢化や超高齢社会などネガティブなイメージがつきまといますが、医療の進歩で人類が健康で長生きできるようになったのは素晴らしいことです。ただ問題は社会のシステムがその変化についていけていないことなのです」

　さて未曾有の超高齢社会をひた走る日本は、世界の模範となるような新しい社会システムを作り上げることができるのでしょうか。

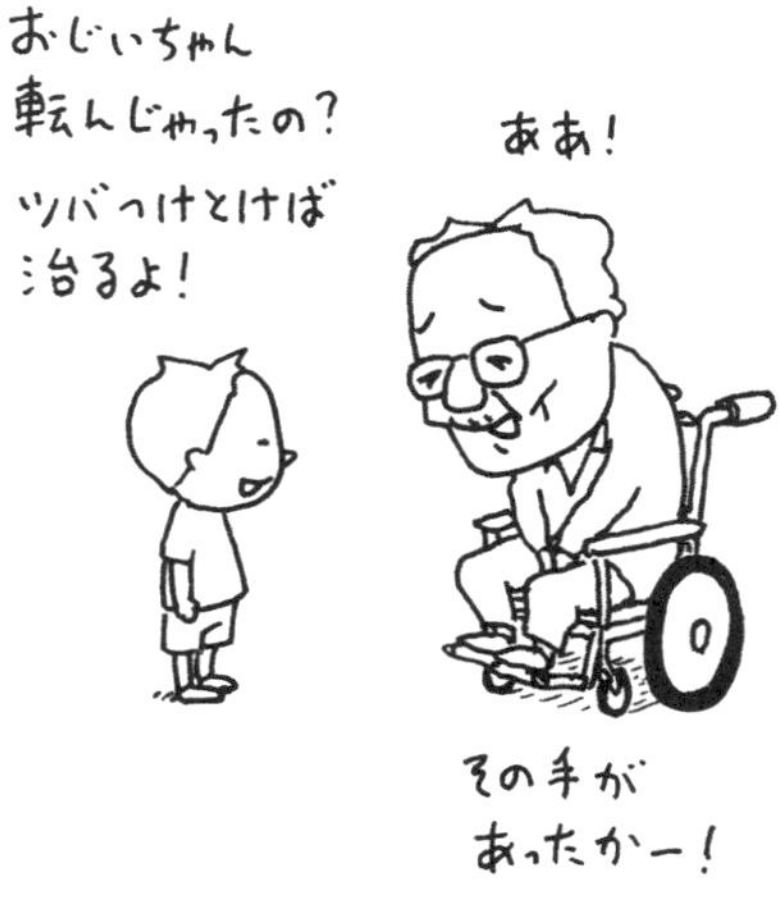
おじいちゃん
転んじゃったの？
ツバつけとけば
治るよ！
ああ！
その手が
あったかー！

おわりに――2人のスーパー高齢者

最後に私の大好きな患者さんの一人である村田さんを紹介させてもらいます。村田さんは101歳という年齢にもかかわらず、頭がしっかりしているのはもちろんのこと、視力も聴力も姿勢も良い女性です。加えて、一緒に写真をとろうとすると腕を組んできたりと非常にチャーミングなところがあり、そのためか20も年下の男性からも恋愛感情を持たれている、まさにスーパー高齢者です。

ある日、訪問診療で村田さんのお部屋を訪れたところ、彼女は何やら新聞の切り抜きを整理している最中でした。よく見ると、その切り抜きは朝日新聞で日野原重明先生（聖路加国際病院理事長）が連載している「あるがまゝ行く」だったので、村田さんに日野原先生のコラムがお好きなのですかと聞くと、同先生の数十年来の大ファンだとのことでした。

私は早速、その日オフィスに戻ってから日野原先生に手紙を書きました。

「聖路加時代に先生に大変お世話になりました。数年前に帰国し地域で高齢者の診療をしていますが、現在訪問診療している老人ホームに先生と同じ年の女性で先生の大ファンがいます。

5分だけでも結構ですので、こちらにお寄りいただいて彼女に一目お会いしていただけないでしょうか」

今から思えば無謀かつ不躾《ぶしつけ》なお願いですが駄目もとと開き直って手紙を出しました。

2週間後、日野原先生の秘書の方からメールが届き、先生が30分間老人ホームにお立ち寄りくださるとのことでした。それを伝えたときの村田さんの驚きと喜びの表情を今でも忘れることはできません。

当日の村田さんは朝からそわそわし紺色のドレスを着て念入りにお化粧をしました。「なんだか昔の恋人に逢うようだわ」。日野原先生は水色のジャケットを着て颯爽《さつそう》と登場し、入居者やその家族、ホームの職員など総勢100人ほどの前で健康長寿の秘訣をお話ししてくださいました。先生からサインと抱擁をいただいた村田さんは舞い上がって何を言っても聞こえないぐらいにボーッとしていました。

講演の最後に日野原先生はこうおっしゃいました。

「いいですか皆さん、大蔵先生がこんなところ（老人ホーム）で診療しているなんて本当にもったいないことなのですよ。皆さんは本当に幸せですよ」

その瞬間に私を取り巻く世界が一瞬にして変わりました。なんという心遣いでしょう。恐るべきスーパー高齢者です。村田さんに素敵なプレゼントをしようと思っていた私の方がもっと大きなプレゼントをいただきました。

大きな人口動態の変化が起こってきた日本では、それに呼応した医療の変化が求められています。治ることのない加齢性の身体変化や高血圧や糖尿病などの生活習慣病、転倒や慢性めまい症などの老年症候群などを抱えた、健康でも病気でもない虚弱な高齢患者さんたちが、より長くより良く生きるために医療は何をすべきか。そのための一つの方策が、生活の場に医療を持ち込む（「医療のある生活」を提供する）ことではないかと思い、数年前から老人ホームに住み込む気持ちで診療を行っています。

訴えが多く病態が複雑な、虚弱な高齢患者さんの診療から逃げ回っていた私が、今はその複雑で難解なところが面白くなって、困ったことに若年患者さんの診療がむしろ少し退屈に思えています。

医療の目的は余命の延長や病気の治癒に他ならないという視点からは、老年医学や高齢者医療は何もできない（しない）ほとんど希望のない医療に映るかも知れません。しかし超高齢社会の真っただ中にいる日本の医療には、虚弱な、人生の大先輩方が多くの病気や障害、悩みを抱えながらも、より長くより良く生きることができるようにサポートし、幸福に満たされた人生の最終章をおくれるように演出するミッション（使命）があると思います。

実際にそのような使命感をもって虚弱高齢者に寄り添い、多くの問題の解決に真摯に取り組んでいる医療者（医師だけでなく看護師やケアマネージャー、介護士、リハビリ療法士など）

は地域に増えてきています。そしてなによりも高齢者自身を含めた一般社会が、老年症候群を始めとする「老い」への理解をさらに深め、正面から向き合うことによって、超高齢社会における新たな希望を創造する必要があるのです。

謝辞

この本を書き上げるために多くの方にお世話になりました。まずは何といってもトラストガーデン用賀の杜と桜新町の入居者さんたちです。皆さんとの日々の出来事を本に盛り込ませていただきました。表向きは皆さんを診療していますが、実際には私の方が日々癒され元気づけられています。まだまだ若輩老年科医の私にとって、患者さんでもあり人生の大先輩である皆さんは、日々何かを教えてくれる先生であり私のとても大切な宝物です。これからもよろしくお願いいたします。

そしてチームでケアにあたっている仲間たち。日々の地道な活動や気付き、そして感動がこの本で少しでも読者に伝わり、高齢者医療やケアにさらに多くのスポットライトが当たればこれほど嬉しいことはありません。今後も我々のチーム医療・ケアをますます発展させていきましょう。

本書の内容は医学書院が発行している医療者向けの情報紙「週刊医学界新聞」に２０１１年１月から２０１２年６月まで連載させていただいた「老年医学のエッセンス」をもとに、大幅に加筆しています。現場で働く一医師の私に高齢者医療の魅力を発信する機会を与えてくれた同紙編集部の中嶋慶之さんと井上岬さん、そして連載の一般書への書籍化を快く許可してくださった医学書院に心から感謝いたします。

最後に、朝日新聞出版書籍編集部の矢坂美紀子さんは、連載中の私を見つけて本書の執筆へ背中を押して下さいました。初めての経験で不安だらけでしたが、彼女のリードのお陰でなんとかここまで辿り着けました。たいへんお世話になりました。

以上の方々には、私が今後老年科医としてさらに成長し、日本の高齢者医療の発展に貢献することによって、感謝のお返しに代えさせていただきたいと思っています。

平成25年7月10日

大蔵　暢

参考文献（サイト閲覧は2013年５月末現在）

はじめに

内閣府共生社会政策『平成24年版高齢社会白書』第１章「高齢化の状況」

http://www8.cao.go.jp/kourei/whitepaper/w-2012/zenbun/pdf/1s1s_1.pdf

国連人口基金報告書『21世紀の高齢化：祝福すべき成果と直面する課題』

http://www.unfpa.or.jp/cmsdesigner/data/entry/publications/publications.00034.00000007.pdf

国立社会保障・人口問題研究所『日本の将来推計人口』

http://www.ipss.go.jp/syoushika/tohkei/newest04/sh2401top.html

第一章　高齢者の虚弱性と多様性——最も身近なミステリー

猪飼周平　『病院の世紀の理論』　有斐閣，2010.

Boyd CM, Landefeld CS, Counsell SR, et al. Recovery of activities of daily living in older adults after hospitalization for acute medical illness. *J Am Geriatr Soc*. 2008;56(12):2171–9.

Gill TM, Robison JT, Tinetti ME. Predictors of recovery in activities of daily living among disabled older persons living in the community. *J Gen Intern Med*. 1997;12(12):757–62.

第二章　包括的高齢者評価——老年科医の十八番

Halter JB, Ouslander JG, Tinetti ME, et al. *Hazzard's Geriatric Medicine and Gerontology*. 6th edition. McGraw-Hill, 2009.

Lawton MP, Brody EM. Assessment of older people: self-maintaining and instrumental activities of daily living. *Gerontologist*. 1969;9(3):179–86.

Katz S, Downs TD, Cash HR, et al. Progress in development of the index of ADL. *Gerontologist*. 1970;10(1):20–30.

第三章　老年症候群――高齢者の複雑系

Inouye SK, Studenski S, Tinetti ME, et al. Geriatric syndromes: clinical, research, and policy implications of a core geriatric concept. *J Am Geriatr Soc*. 2007;55(5):780–91

Ferrucci L, Hesdorffer C, Bandinelli S, et al. Frailty as a Nexus Between the Biology of Aging, Environmental Conditions and Clinical Geriatrics. *Public Health Reviews*, 2010;32:475–88

第四章　認知症――生活の病い

Okura T, Plassman BL, Steffens DC, et al. Prevalence of neuropsychiatric symptoms and their association with functional limitations in older adults in the United States: the aging, demographics, and memory study. *J Am Geriatr Soc*. 2010;58(2):330–7.

Okura T, Langa KM. Caregiver burden and neuropsychiatric symptoms in older adults with cognitive impairment: the Aging, Demographics, and Memory Study (ADAMS). *Alzheimer Dis Assoc Disord*. 2011;25 (2):116–21.

Schneider JA, Aggarwal NT, Barns L, et al. The neuropathology of older persons with and without dementia from community versus clinic cohorts. *J Alzheimers Dis*. 2009;18(3):691–701.

Raina P, Santaguida P, Ismaila A, et al. Effectiveness of cholinesterase inhibitors and memantine for treating dementia: evidence review for a clinical practice guideline. *Ann Intern Med*. 2008;148(5):379–97.

Rogers SL, Farlow MR, Doody RS, et al. A 24-week, double-blind, placebo-controlled trial of donepezil in patients with Alzheimer's disease. Donepezil Study Group. *Neurology*. 1998;50(1):136–45.

Jack CR Jr, Knopman DS, Jagust WJ, et al. Hypothetical model of dynamic biomarkers of the Alzheimer's pathological cascade. *Lancet Neurol*. 2010;9(1):119–28.

平川克美　『俺に似たひと』　医学書院, 2012.

第五章　行動・心理症状と認知症ケア――チームワークの力試し

Okura T, Plassman BL, Steffens DC, et al. Prevalence of neuropsychiatric symptoms and their association with functional limitations in older adults in the United States: the aging, demographics, and memory study. *J Am Geriatr Soc*. 2010;58(2):330–7.

Mace NL, Rabins PV. *The 36-Hour Day*. A family guide to caring for people who have Alzheimer disease, related dementias, and memory loss. The Johns Hopkins University Press, 2011.

Gill SS, Bronskill SE, Normand SL, et al. Antipsychotic drug use and mortality in older adults with dementia. *Ann Intern Med*. 2007;146(11):775–86.

第六章　せん妄――脳の負荷試験

Inouye SK. Delirium in older persons. *N Engl J Med*. 2006;354(11):1157–65.

Inouye SK, Bogardus ST Jr, Baker DI, et al. The Hospital Elder Life Program: a model of care to prevent cognitive and functional decline in older hospitalized patients. *J Am Geriatr Soc*. 2000;48(12):1697–706.

Covinsky KE, Pierluissi E, Johnston CB. Hospitalization-associated disability: "She was probably able to ambulate, but I'm not sure". *JAMA*. 2011;306(16):1782–93.

第七章　老年期うつ――実は知られざる国民老年病

厚生労働省の HP

柴田トヨ『くじけないで』飛鳥新社, 2010.

柴田トヨ『百歳』飛鳥新社, 2011.

Lapid MI, Rummans TA. Evaluation and management of geriatric depression in primary care. *Mayo Clin Proc*. 2003;78(11):1423–9.

Unützer J. Clinical practice. Late-life depression. *N Engl J Med*. 2007;357(22):2269–76.

第八章　転倒――老年ジレンマ

Tinetti ME, Kumar C. The patient who falls: "It's always a trade-off". *JAMA*. 2010;303(3):258–66.

Rubenstein LZ, Josephson KR. Falls and their prevention in elderly people: what does the evidence show? *Med Clin North Am*. 2006;90(5):807–24.

American Geriatrics Society 2012 Beers Criteria Update Expert Panel. American Geriatrics Society updated Beers Criteria for potentially inappropriate medication use in older adults. *J Am Geriatr Soc*. 2012;60(4):616–31.

Michael YL, Whitlock EP, Lin JS, et al. Primary care-relevant interventions to prevent falling in older adults: a systematic evidence review for the U.S. Preventive Services Task Force. *Ann Intern Med*. 2010;153(12):815–25.

Ganz DA, Bao Y, Shekelle PG, et al. Will my patient fall? *JAMA*. 2007;297(1):77–86.

第九章　慢性めまい症――他科受診の旅

Tinetti ME, Williams CS, Gill TM. Dizziness among older adults: a possible geriatric syndrome. *Ann Intern Med*. 2000;132(5):337–44.

Lawson J, Fitzgerald J, Birchall J, et al. Diagnosis of geriatric patients with severe dizziness. *J Am Geriatr Soc*. 1999;47(1):12–7.

Colledge N, Lewis S, Mead G, et al. Magnetic resonance brain imaging in people with dizziness: a comparison with non-dizzy people. *J Neurol Neurosurg Psychiatry*. 2002;72(5):587–9.

第十章　尿失禁と頻尿――尊厳の老年症候群

Goode PS, Burgio KL, Richter HE, et al. Incontinence in older women. *JAMA*. 2010;303(21):2172–81.

第十一章　骨の健康――理想か現実か

Committee for Osteoporosis Treatment of The Japanese Orthopaedic Association. Nationwide survey of hip fractures in Japan. *J Orthop Sci*. 2004;9(1):1–5.

Lewiecki EM. In the clinic. Osteoporosis. *Ann Intern Med*. 2011;155(1): ITC1–1–15.

Ensrud KE, Black DM, Palermo L, et al. Treatment with alendronate prevents fractures in women at highest risk: results from the Fracture Intervention Trial. *Arch Intern Med*. 1997;157(22):2617–24.

第十二章　高齢者の抗凝固療法――超不確実性に挑む

Gage BF, Waterman AD, Shannon W, et al. Validation of clinical classification schemes for predicting stroke: results from the National Registry of Atrial Fibrillation. *JAMA*. 2001;285(22):2864–70.

Go AS, Hylek EM, Chang Y, et al. Anticoagulation therapy for stroke prevention in atrial fibrillation: how well do randomized trials translate into clinical practice? *JAMA*. 2003;290(20):2685–92.

Lip GY. Implications of the CHA(2)DS(2)-VASc and HAS-BLED Scores for thromboprophylaxis in atrial fibrillation. *Am J Med*. 2011; 124(2):111–4.

Gage BF, Fihn SD, White RH. Warfarin therapy for an octogenarian who has atrial fibrillation. *Ann Intern Med*. 2001;134(6):465–74.

第十三章　事前ケア計画――高齢者医療の切り札

Sudore RL, Fried TR. Redefining the “planning” in advance care planning: preparing for end-of-life decision making. *Ann Intern Med*. 2010;153(4):256–61.

第十四章　胃ろう造設と人工栄養――医療の原点を固持せよ

Rudberg MA, Egleston BL, Grant MD, et al. Effectiveness of feeding tubes in nursing home residents with swallowing disorders. *JPEN J*

Parenter Enteral Nutr. 2000;24(2):97–102.
Ciocon JO, Silverstone FA, Graver LM, et al. Tube feedings in elderly patients. Indications, benefits, and complications. *Arch Intern Med*. 1988;148(2):429–33.
Kaw M, Sekas G. Long-term follow-up of consequences of percutaneous endoscopic gastrostomy (PEG) tubes in nursing home patients. *Dig Dis Sci*. 1994;39(4):738–43.
Weaver JP, Odell P, Nelson C. Evaluation of the benefits of gastric tube feeding in an elderly population. *Arch Fam Med*. 1993;2(9):953–6.

第十五章　高齢者終末期医療——看取りパイロット

Murray SA, Kendall M, Boyd K, et al. Illness trajectories and palliative care. *BMJ*. 2005;330(7498):1007–11.
ピーター・F・ドラッカー　『マネジメント』2001. ダイヤモンド社.

第十六章　高齢者への事実告知——正しいことは何か

Kagawa-Singer M, Blackhall LJ. Negotiating cross-cultural issues at the end of life: "You got to go where he lives". *JAMA*. 2001;286(23): 2993–3001.
Fan R, Li B. Truth telling in medicine: the Confucian view. *J Med Philos*. 2004;29(2):179–93.
マイケル・サンデル　『これからの「正義」の話をしよう』2010. 早川書房.

第十七章　老衰終末期における代理決定——医療父権主義の復権か

Karlawish JH, Quill T, Meier DE. A consensus-based approach to providing palliative care to patients who lack decision-making capacity. ACP-ASIM End-of-Life Care Consensus Panel. American College of Physicians-American Society of Internal Medicine. *Ann Intern Med*. 1999;130(10):835–40.
Arnold RM, Kellum J. Moral justifications for surrogate decision making in the intensive care unit: implications and limitations. *Crit Care*

Med. 2003;31(5 Suppl):S347–53.
Sulmasy DP, Sood JR, Texiera K, et al. A prospective trial of a new policy eliminating signed consent for do not resuscitate orders. *J Gen Intern Med*. 2006;21(12):1261–8.
Berger JT, DeRenzo EG, Schwartz J. Surrogate decision making: reconciling ethical theory and clinical practice. *Ann Intern Med*. 2008;149(1):48–53.
Sulmasy DP, Snyder L. Substituted interests and best judgments: an integrated model of surrogate decision making. *JAMA*. 2010;304(17):1946–7.

第十八章　入院加療の副作用——医療版「不都合な真実」

Covinsky KE, Pierluissi E, Johnston CB. Hospitalization-associated disability: "She was probably able to ambulate, but I'm not sure". *JAMA*. 2011;306(16):1782–93.

第十九章　多職種チームアプローチ——もう一つの最先端医療

Wynia MK, Von Kohorn I, Mitchell PH. Challenges at the intersection of team-based and patient-centered health care: insights from an IOM working group. *JAMA*. 2012;308(13):1327–8.
Reuben DB, Levy-Storms L, Yee MN, et al. Disciplinary split: a threat to geriatrics interdisciplinary team training. *J Am Geriatr Soc*. 2004;52(6):1000–6.

第二十章　老衰パターン——新たな希望の創造

Murray SA, Kendall M, Boyd K, et al. Illness trajectories and palliative care. *BMJ*. 2005;330(7498):1007–11.
Yourman LC, Lee SJ, Schonberg MA, et al. Prognostic indices for older adults: a systematic review. *JAMA*. 2012;307(2):182–92.
Mitchell SL, Kiely DK, Hamel MB, et al. Estimating prognosis for nursing home residents with advanced dementia. *JAMA*. 2004;291(22):2734–40.

河合隼雄 『「老いる」とはどういうことか』 講談社＋α文庫，1997.

第二十一章　高齢者と薬——保守的であれ

Osterberg L, Blaschke T. Adherence to medication. *N Engl J Med*. 2005;353(5):487–97.
Field TS, Gurwitz JH, Harrold LR, et al. Risk factors for adverse drug events among older adults in the ambulatory setting. *J Am Geriatr Soc*. 2004;52(8):1349–54.
Holmes HM, Hayley DC, Alexander GC, et al. Reconsidering medication appropriateness for patients late in life. *Arch Intern Med*. 2006;166(6):605–9.
Raina P, Santaguida P, Ismaila A, et al. Effectiveness of cholinesterase inhibitors and memantine for treating dementia: evidence review for a clinical practice guideline. *Ann Intern Med*. 2008;148(5):379–97.
Cummings SR, Black DM, Thompson DE, et al. Effect of alendronate on risk of fracture in women with low bone density but without vertebral fractures: results from the Fracture Intervention Trial. *JAMA*. 1998;280(24):2077–82.
American Geriatrics Society 2012 Beers Criteria Update Expert Panel. American Geriatrics Society updated Beers Criteria for potentially inappropriate medication use in older adults. *J Am Geriatr Soc*. 2012;60(4):616–31.

第二十二章　虚弱高齢者のサポート——超高齢社会システム

Okura T, Langa KM. Caregiver burden and neuropsychiatric symptoms in older adults with cognitive impairment: the Aging, Demographics, and Memory Study (ADAMS). *Alzheimer Dis Assoc Disord*. 2011;25(2):116–21.
Langa KM, Chernew ME, Kabeto MU, et al. National estimates of the quantity and cost of informal caregiving for the elderly with dementia. *J Gen Intern Med*. 2001;16(11):770–8.

大蔵　暢（おおくら・とおる）
1995年富山医科薬科大学（現富山大学）卒業後、京都大学病院や聖路加国際病院を経て2001年に渡米。ワシントン大学（シアトル）で公衆衛生学修士を取得し、バージニアメイソン医療センターとミシガン大学病院で高齢者医療を学ぶ。2009年に帰国。東京世田谷区の介護付き有料老人ホーム・トラストガーデンのホームドクターとして、老年医学の実践と教育、チーム医療・ケアの発展、地域医療連携の促進に取り組み「日本における理想の高齢者医療」を模索している。東京ミッドタウンクリニック・シニア医療部部長、トラストクリニック等々力院長、日本老年病専門医、米国内科・老年医学専門医。

朝日選書 905

「老年症候群」の診察室

超高齢社会を生きる

2013年 8 月25日　第 1 刷発行
2016年 1 月30日　第11刷発行

著者　大蔵　暢

発行者　首藤由之

発行所　朝日新聞出版
〒104-8011　東京都中央区築地5-3-2
電話　03-5541-8832（編集）
03-5540-7793（販売）

印刷所　大日本印刷株式会社

Published in Japan by Asahi Shimbun Publications Inc.
ISBN978-4-02-263005-6
定価はカバーに表示してあります。

落丁・乱丁の場合は弊社業務部（電話03-5540-7800）へご連絡ください。
送料弊社負担にてお取り替えいたします。

日ソ国交回復秘録
北方領土交渉の真実
松本俊一著／佐藤優解説
交渉の最前線にいた全権が明かす知られざる舞台裏

21世紀の中国　軍事外交篇
軍事大国化する中国の現状と戦略
茅原郁生／美根慶樹
中国はなぜ軍備を拡張するのか？　何を目指すのか？

足軽の誕生
室町時代の光と影
早島大祐
下剋上の時代が生み出したアウトローたち

21世紀の中国　政治・社会篇
共産党独裁を揺るがす格差と矛盾の構造
毛里和子／加藤千洋／美根慶樹
党内対立・腐敗、ネット世論や市民デモなど諸問題を解説

asahi sensho

近代技術の日本的展開
蘭癖大名から豊田喜一郎まで
中岡哲郎
なぜ敗戦の焼け跡から急速に高度成長を開始したのか？

21世紀の中国　経済篇
国家資本主義の光と影
加藤弘之／渡邉真理子／大橋英夫
「中国モデル」は資本主義の新たなモデルとなるのか？

電力の社会史
何が東京電力を生んだのか
竹内敬二
電力業界と官僚の関係、欧米の事例から今後を考える

人口減少社会という希望
コミュニティ経済の生成と地球倫理
広井良典
人口減少問題は悲観すべき事態ではなく希望ある転換点

（以下続刊）